▶ 145本のWEB動画とイラストで学ぶ **難易度別**テクニック&エッセンス

経橈骨動脈 脳血管内 治療 TRN 超入門

編著
小山淳一
医療法人健成会小林脳神経外科病院
脳卒中・脳血管内治療センター長
信州大学医学部 臨床教授
信州大学医学部附属病院 特任准教授

花岡吉亀
伊那中央病院脳神経外科 主任医長
信州大学医学部附属病院 特任准教授

中村卓也
信州大学医学部脳神経外科 助教

MCメディカ出版

推薦のことば

　経橈骨動脈アプローチによる血管内治療法は、従来、循環器領域、特に冠動脈疾患へのアプローチ法として汎用されてきましたが、近年、著者の小山淳一先生、花岡吉亀先生らのご尽力で脳血管領域にも飛躍的に普及するようになりました。長時間の臥床安静を強いられてきた患者さんにとっては極めてありがたい恩恵と思います。

　このような進歩は、困難症例に直面するたびに、「脳血管」用に特化したデバイスの開発や改良が迅速に加えられてきたことが大きいと思われます。本書では難しい症例において解決すべき問題点について、科学的検証も加え、その対処法について詳しく解説されています。また異なる特徴を持つ一例一例について、工夫やコツだけでなくピットフォールについても明示されています。読者が類似した症例に対してこの方法を適用するにあたり、事前の戦略決定や留意するポイントなどについて、多くの有益な情報が得られることは間違いありません。

　しかし、このアプローチは必ずしもオールマイティとは言えません。特に、欧米人に比べて橈骨動脈径の小さい日本人では、一部の解剖学的バリエーションや動脈硬化性変化により到達が困難または危険な場合もあり得ます。また、adjunctive technique が必要な脳動脈瘤に対し、細径のガイディングカテーテルを選択せざるを得ず、最適な治療が行えなくなったり、血栓回収において不慮の事態に遭遇したときのレスキュー処置がやりにくくなったりということなども考えておく必要があります。

　経橈骨動脈法の適用は今後さらに増えていくことと思われます。しかし、「低侵襲」は患者さんにとってもちろん大事なポイントの一つではありますが、最適で安全な治療こそ、患者さんが最も希求するところと思われます。この点を含めて、読者の皆さんには冷静で賢明な判断をしつつ、脳血管内治療のさらなる可能性を追求していただくために、本書がその一助になることを期待します。

愛知医科大学脳神経外科 特命教授

宮地　茂

推薦のことば

　本書は、信州大学およびその関連病院において、小山淳一先生、花岡吉亀先生、中村卓也先生によって施行された経橈骨動脈脳血管内治療の経験を凝縮した一冊である。

　信州大学には低侵襲脳神経外科技術とそれを支える機器開発への探求心が、杉田虔一郎初代教授、小林茂昭教授、本郷一博教授、そして現在に至るまで受け継がれている。3名の脳神経外科医が探求し続ける経橈骨動脈脳血管内治療においても、その歴史と精神性が常に息づいている。

　経皮的に施行される脳血管内治療の低侵襲性は明白であり、疑いようがない。しかし、個々の症例では穿刺部出血に代表される合併症が存在していることも事実である。著者らは穿刺部を大腿動脈から橈骨動脈に変更するという大胆な発想を取り入れ、新たな技術、カテーテル、周辺機器を開発することでその克服に挑んできた。1,000例を超える経橈骨動脈脳血管内治療の発展を間近で経験し、その低侵襲性を実感している。本書では著者らが得た多くの知見を豊富な症例集やイラストで解説している。なかでも治療戦略を構築する思考過程を明示している点が特長である。すぐにでも取り入れることができる実践的な情報を共有することで、今後の脳血管内治療の発展に寄与するものと確信している。

　さらなる低侵襲治療を目指す脳神経外科医、脳血管内治療医に、この一冊を推薦する。

信州大学医学部医学科脳神経外科学教室 教授

堀内　哲吉

はじめに

　「TRN」に関してご質問をいただくことが多いが、「なぜTRNを始めたのですか？」と聞かれることが最も多い。振り返ってみれば、「始まり」はとても自然だったと思う。

　2015年春に伊那中央病院から信州大学医学部附属病院に転勤した。長野県内の日本脳神経血管内治療学会認定医は10名余で、機械的血栓回収療法の社会的ニーズに対応しきれていない状況にあった。動脈瘤コイル塞栓術やCASを含む脳血管内治療に対する期待も大きく、その全てに対して信州大学で応えることは困難であった。そのため、出張治療が増えていくことになった。当時のアクセスルートは当然ながらTFAである。何の疑いもなく大腿動脈を穿刺し、デバイスを用いて止血していた。穿刺部からの出血や術後仮性動脈瘤は脳血管内治療において避けては通れない必要悪であると、当時はその問題を傍らに追いやっていた。

　そんな折、㈱メディキットの高橋順一氏から経上腕動脈用の「Axcelguide Stiff-J」というガイディングシースを紹介された。千葉大学の小林英一先生が開発された本シースは、これまで見たこともない独特の先端形状をしていた。同時に、湘南鎌倉総合病院の森貴久先生ご自身が開発された「MSK」を用いて治療する透視動画を拝見させていただいた。そのときまったく自然に、これらのカテーテルを用いてTRAで治療できないだろうかという考えに及んだのである。ひらめいたというより、TRAで治療したいと率直に思ったのである。おそらく、TFA治療後の穿刺部合併症に対する苦い記憶が常に無意識下にその改善の道を私に探させていたからであろう。

　新しい治療コンセプト、テクニックやデバイスに対する着想は、不意に脳裏に現れるものではない。それがそのとき現れたのは、これまでの自分の置かれた環境や状況などが私を後押しした必然の結果と言えるであろう。TRAによる診断撮影の豊富な経験、日本脳神経血管内治療学会指導医の資格取得、信州大学医学部附属病院への異動、脳血管内治療に対する社会的ニーズの高まり、そして常に脳血管内治療医を悩ませ続けてきたTFA術後穿刺部合併症が、「Axcelguide Stiff-J」との出会いにより、その全てが有機的に結びついた結果、2016年にTRNを自然と始めることになったのである。

　「TRN」はあくまでも「アクセスルートの変更」である。TFNであれば実施することができる治療手段やテクニックを奪うことになってしまうと本末転倒である。TFAで実践することができるすべての治療やテクニックをTRAにおいても同様に実施できるよう、これまでに様々な「工夫」や「改善」を進めてきた。

　本書は、我々がリアルに経験してきたTRN 1,000症例から得られた「技」や「思考」を共有することによって脳血管内治療におけるTRNの「到達点」と「未来」を読者に問いかけるものである。

2024 年 9 月吉日

小山　淳一

Contents

0章
我々のTRNの歩み
01 総説 ……………………………………… 10

1章
TRNのスタンダードテクニック

Ⅰ｜橈骨動脈から大動脈弓に至るまでの技術
01 遠位橈骨動脈アプローチ（dRA）
穿刺技術 ……………………………… 16

02 橈骨動脈に留置した4Frシース
撮影所見と穿刺部合併症 …………… 24

03 Radial cocktailの使い方
―橈骨動脈血管攣縮の予防― WEB▶ 29

04 GSの穿刺から鎖骨下動脈までの
誘導方法
―スティッフワイヤー交換法― …… 32

Ⅱ｜大動脈内でのカテーテル操作の技術
05 TRNにおける穿刺部位および
GS/GCの選択と誘導方法 ………… 35

06 Type 3の左CCAに対する
ストレート形状バルーン付き
GC誘導法 …………………………… 48

07 経橈骨動脈治療における
左穿刺について …………………… 52

Ⅲ｜止血技術
08 TRNの「止血」
―最後までこだわる！― WEB▶ … 56

2章
難易度別TRN症例集

0｜TRNの実践
01 TRNのセッティング ……………… 60
02 「TRN症例集」の見方 …………… 63

Ⅰ｜TRN初級編
症例01 未破裂右内頚動脈前壁動脈瘤
WEB▶ …………………………… 66

症例02 未破裂右内頚動脈－
後交通動脈分岐部動脈瘤
WEB▶ …………………………… 70

症例03 未破裂右中大脳動脈瘤 WEB▶ 74

症例04 未破裂左遠位部
後大脳動脈瘤 WEB▶ ………… 78

症例05 脳底動脈分岐部動脈瘤 WEB▶ 82

症例06 症候性右海綿静脈洞部内
頚動脈瘤 WEB▶ ……………… 86

症例07 未破裂右中大脳動脈瘤 WEB▶ 90

症例08 未破裂前交通動脈瘤 WEB▶ 94

症例09 未破裂右中大脳動脈瘤 WEB▶ 98

症例10 脳底動脈－上小脳動脈
分岐部動脈瘤 WEB▶ ……… 102

症例11 無症候性右頚動脈狭窄症 WEB▶ … 106

症例12 症候性右頚部内頚動脈
狭窄症 WEB▶ ……………… 110

症例13 無症候性右頚部内頚動脈
狭窄症 WEB▶ ……………… 114

Ⅱ | TRN中級編

症例 14　未破裂左内頚動脈瘤 **WEB▶** ……………… 118

症例 15　未破裂左前大脳動脈瘤 **WEB▶** ………… 122

症例 16　未破裂前交通動脈瘤 **WEB▶** …………… 126

症例 17　未破裂右脳底動脈－
上小脳動脈分岐部動脈瘤
WEB▶ …………………………………… 130

症例 18　未破裂脳底動脈分岐部
動脈瘤 **WEB▶** ………………………… 134

症例 19　両側脳底動脈－上小脳動脈
分岐部動脈瘤 **WEB▶** ……………… 138

症例 20　左椎骨動脈瘤 **WEB▶** ……………………… 142

症例 21　未破裂前交通動脈瘤 **WEB▶** …………… 146

症例 22　未破裂前交通動脈瘤 **WEB▶** …………… 150

症例 23　未破裂左内頚動脈－
後交通動脈分岐部動脈瘤
WEB▶ …………………………………… 154

症例 24　未破裂前交通動脈瘤 **WEB▶** …………… 158

症例 25　未破裂左中大脳動脈瘤 **WEB▶** ………… 162

症例 26　未破裂左内頚動脈－
後交通動脈分岐部動脈瘤
WEB▶ …………………………………… 166

症例 27　無症候性左頚動脈狭窄症 **WEB▶** …… 170

症例 28　無症候性左頚部内頚動脈
狭窄症 **WEB▶** ………………………… 174

症例 29　無症候性左頚部内頚動脈
狭窄症 **WEB▶** ………………………… 178

Ⅲ | TRN上級編

症例 30　未破裂右内頚動脈瘤 **WEB▶** …………… 182

症例 31　未破裂左内頚動脈－
眼動脈分岐部動脈瘤 **WEB▶** …… 186

症例 32　未破裂左内頚動脈－
眼動脈分岐部動脈瘤 **WEB▶** …… 190

症例 33　未破裂前交通動脈瘤 **WEB▶** …………… 194

症例 34　未破裂前交通動脈瘤 **WEB▶** …………… 198

症例 35　未破裂左内頚動脈－
後交通動脈分岐部動脈瘤
WEB▶ …………………………………… 202

症例 36　未破裂右内頚動脈－
後交通動脈分岐部動脈瘤
WEB▶ …………………………………… 206

症例 37　症候性左頚部内頚動脈
狭窄症 **WEB▶** ………………………… 210

症例 38　症候性左頚部内頚動脈
狭窄症 **WEB▶** ………………………… 214

症例 39　無症候性左頚動脈狭窄症 **WEB▶** …… 218

症例 40　症候性左頚部内頚動脈
狭窄症 **WEB▶** ………………………… 222

3章

TRNの
カテーテルトラブルと
シースに関する考察

01　カテーテル破損による
橈骨動脈損傷についての考察
―FUBUKI DKを用いた引張試験― ………… 228

02　GSの利点と欠点
―シースイントロデューサーの使用について― … 231

推薦のことば ……………………………………… 3

はじめに ……………………………………………… 5

編集・執筆者一覧／本書の使い方 …… 8

おわりに ………………………………………… 232

謝　辞 …………………………………………… 233

WEB動画の視聴方法 ………………… 234

編者紹介 ………………………………………… 235

略語集 …………………………………………… 238

索　引 …………………………………………… 243

編集・執筆者一覧

編　集

小山淳一　医療法人健成会小林脳神経外科病院 脳卒中・脳血管内治療センター長
　　　　　信州大学医学部 臨床教授／信州大学医学部附属病院 特任准教授

花岡吉亀　伊那中央病院脳神経外科 主任医長
　　　　　信州大学医学部附属病院 特任准教授

中村卓也　信州大学医学部脳神経外科 助教

執筆者

0章 01　1章 01・02・04・05・06　2章 01・症例 01 - 40　3章 01・02

小山淳一　医療法人健成会小林脳神経外科病院 脳卒中・脳血管内治療センター長
　　　　　信州大学医学部 臨床教授／信州大学医学部附属病院 特任准教授

0章 01　1章 01・02・03・04・05・06・08　2章 01・症例 01 - 40　3章 01

花岡吉亀　伊那中央病院脳神経外科 主任医長
　　　　　信州大学医学部附属病院 特任准教授

1章 02・04　2章 症例 01 - 40

中村卓也　信州大学医学部脳神経外科 助教

1章 07

伊藤英道　聖マリアンナ医科大学脳神経外科 准教授

3章 01

阿部大志郎　信州大学医学部脳神経外科 助教

── 本書の使い方 ──

- 本書の情報は 2024 年 9 月現在のものです。
- 本書で示す製品名では®、™ は省略しています。
- 本書で取り上げる製品の解説には、一部適応外（承認外）使用も含まれます。実際の使用・施行にあたっては、必ず個々の添付文書を参照し、その内容を十分に理解したうえでご使用ください。
- 適応外（承認外）使用については、十分な informed consent と院内倫理委員会の承認を得たのちに、経験値の高い指導者のもとで適切に実施してください。
- 本書の編集制作に際しては、最新の情報を踏まえ、正確を期すように努めておりますが、医学・医療の進歩により、記載内容が適切でなくなってしまう場合があり得ます。また当然ながら、施設の環境、使用機器、患者の状態、術者の知識・技術等により、記載通り実施できない場合があります。上記による不測の事故に対し、著者および当社は責を負いかねます。
- 製品写真は著者またはメーカーより提供されたものを掲載しています。製品の外観は変更される可能性があります。また、製品は予告なく、販売中止される可能性がありますので、各製品の使用時には最新の添付文書などをご確認ください。

0章

我々のTRNの歩み

01 総　説

1 未知なる TRN

　穿刺部合併症や患者満足度の観点から TRA（transradial approach、経橈骨動脈アプローチ）が TFA（transfemoral approach、経大腿動脈アプローチ）や TBA（transbrachial approach、経上腕動脈アプローチ）より優れていることは、循環器領域の報告から明らかであった。脳血管内治療においても、TRA は「低侵襲なアプローチ」となるポテンシャルがあると漠然と感じていた。しかし、脳血管内治療を TRA で実現できるか否か、完全に「未知」であった。

　これまでに確立されてきた脳動脈瘤治療や CAS（carotid artery stenting、頚動脈ステント留置術）の有効性、安全性は TFA で実証されたものである。それゆえ、アプローチの変更に際しては、急速に高度化する脳血管内治療の有効性と安全性を損なうことがないよう、慎重に進める必要があった。

2 TRN の積み重ね

　脳血管内治療において前方循環症例が約 9 割と大半を占めており、対象疾患の多くが脳動脈瘤と頚動脈狭窄症である。TRA による脳動脈瘤、頚動脈狭窄症治療の有効性と安全性を TFA と同等レベルに維持するためには、TFA で使用することができる様々な技術やデバイスを TRA でも同様に使用できることが求められる。そのために 6Fr ガイディングシースを CCA（common carotid artery、総頚動脈）に誘導することが当初の必要条件と考えた。

　橈骨動脈から 6Fr ガイディングシースを挿入し、標的 CCA に誘導するためには、適切な術前解剖評価や誘導技術、デバイスの選択が必要であった。2016 年に初めて TRN（transradial neurointervention、経橈骨動脈脳血管内治療）を開始すると同時に橈骨動脈の血管径やその normal variation、大動脈弓の Type など、アクセスに関する解剖を症例ごとに術前評価するようにした。

　誘導技術として Push-in テクニック、Pull-back テクニック、DAT（descending aorta anchoring technique、下行大動脈アンカリングテクニック）、SCAT（subclavian artery anchoring technique、鎖骨下動脈アンカリングテクニック）を確立した。Simmons 形状にプリシェイプされたガイディングシース（Axcelguide Stiff-J、メディキット）を TRN に適した形状に改良した。その結果、従来困難とされてきた左 CCA へのアプローチが可能となり、TFN（transfemoral neurointervention、経大腿動脈脳血管内治療）を選択することが減っていった。1 例 1 例丁寧に TRN 症例を積み重ねていくことによって、デバイスや誘導技術の選択を症例に応じて適切に選択することが可能となった。その結果 2019 年以降、急速に TRN 症例が増えていった。2020 年以降は TRN の割合は常に 80％以上を維持している（図 1）。これによって、2016 年に開始した我々の TRN 総件数は 2021 年 3 月までに 400 例を超え、2024 年 9 月には 1,000 例に到達した（図 2）。脳動脈瘤に対する TRN は約 90％に達している（図 3）。

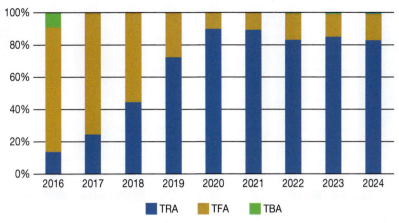

図1 当グループの脳血管内治療全体における穿刺部の推移

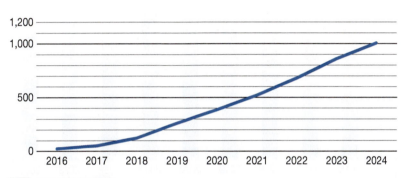

図2 TRN 累計総件数

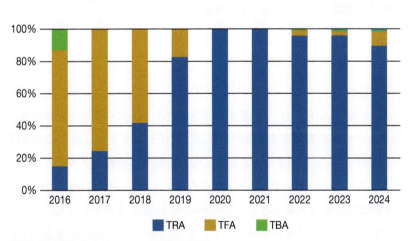

図3 脳動脈瘤治療における穿刺部の推移

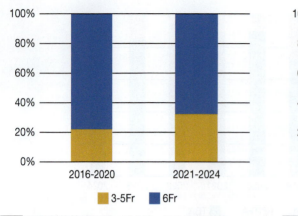
図4 脳動脈瘤治療に用いるカテーテルの細径化

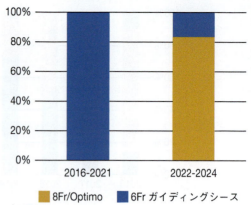
図6 CASに用いる近位閉塞の増加

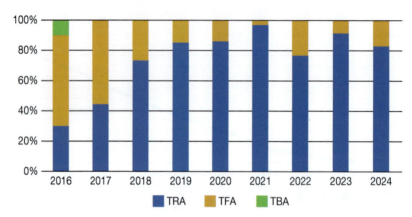
図5 頸動脈狭窄症における穿刺部の推移

3 TRNの改良

　5Fr DAC（distal access catheter）を使用すればシングルマイクロカテーテルの使用と撮影を同時に行うことができる。それを実現させるためには5Frガイディングシースを標的血管に誘導する必要がある。また、両側TRAを使用することによって、左右それぞれのシステムに「役割分担」させることでシステムをより「細径化」することができる。すなわち、4Fr以下のガイディングシースでも両側TRAで標的血管に誘導することでadjunctive techniqueを用いたTRNが可能である。つまり、6Frシースが挿入困難な細径橈骨動脈に対してもadjunctive techniqueを使用したTRNが可能である。脳動脈瘤治療における使用ガイディングシースは細径化しており、2022年以降は約32.4%の症例で5Fr以下となっている（図4）。

　頸動脈狭窄症に対するTRNは6Fr Axcelguide Stiff-JとCarotid GuardWireを用いた遠位バルーンプロテクション下に施行してきた。しかし、2021年にCarotid GuardWireが発売終了となったため、必要に迫られ8Fr/Optimoを用いた近位バルーンプロテクション下に施行するようになった。ただOptimoの先端形状はストレート型であるため、「左CCA問題」が再浮上することになった。その

ため、CASにおいては一時的にTFAに「戻り」、2022年はTRNの割合が減少した（図5）。

筆者の小山と花岡はそれぞれ別の方法でこの問題に対処した。小山は遠位バルーン（Optimal Wire）をECA（external carotid artery、外頸動脈）で拡張させることによってインナーカテーテルのsupportabilityを強固にする「balloon anchoring technique」を考案、花岡は折り返し長を長くしたSimmons形状のインナーカテーテル（「6Fr SHINSHU8追い越し法」）を開発し、いずれも8Fr/Optimoをシースレスアプローチによって左CCAに誘導する方法を考案した。その結果、8Fr/OptimoがCASの標準ガイディングとなった。2022年以前は8Fr/Optimoの使用はなかったが、2022年以降は80％以上の症例で使用している（図6）。一方、橈骨動脈径が十分ではない患者が存在するため、CASのTRA率は約80％となっている（図5）。

「TRN」は「TRAによる脳血管内治療」のことであり、従来のTFAとの違いはアクセスルートの違いに過ぎない。アクセスルートの違いは脳血管内治療の本題ではないだろう。TRAはTFAの弱点を克服しつつ、TFAによる治療効果を同程度に得ようとする「試み」である。現在脳血管内治療のほとんどがTRAで完遂可能となっている。TRNは発展途上の技術と言えるが、既に「未知」ではなくなった。我々はTFAという鏡に自らの技術を映しながら、TFAでは得られなかった新たな脳血管内治療の頂に到達しようとしているのである。

4 本書の目的

本書は、読者がTRNを安全、確実に完遂できることを目標に構成している。

1章では「橈骨動脈から大動脈弓に至るまでの技術」「大動脈内でのカテーテル操作の技術」「止血技術」、2章ではTRNの難易度を「初級編」「中級編」「上級編」の3段階に分けて計40症例をじっくり解説している。症例ごとに術前画像を豊富に提示し、さらにTRN治療戦略の思考過程をわかりやすく解説している。治療記録も詳細に記載しており、術中画像と併せて理解することで各症例を追体験することができる。また、すべての症例について動画をリンクするようにした。

本書によって、読者が低侵襲なTRNを実現させることを願ってやまない。

（小山淳一・花岡吉亀）

1章

TRNのスタンダード
テクニック

01 遠位橈骨動脈アプローチ（dRA）穿刺技術

1 はじめに

　我々の脳血管診断撮影および脳血管内治療の穿刺の第一選択は dRA（distal radial artery approach、遠位橈骨動脈アプローチ）としており、実際の臨床では治療時の 70％ は dRA を選択している（図1）。穿刺前に穿刺部の拍動を触診し、エコーで確認している。触診およびエコーで拍動が確認できない場合は穿刺していない。

2 dRA 穿刺のための上肢固定方法

　上肢はスポンジを介して手台の上に置き、肘関節と手関節部分にスポンジを追加する。手関節部分のスポンジとテーピングにより手関節を尺屈させ、dRA 穿刺部（anatomical snuff box：解剖学的嗅ぎタバコ窩）が水平になるように固定することでプローブを当てやすくなり、穿刺もしやすくなる。

固定方法（図2）

① dRA 穿刺部が上方に向くように上肢を位置させる（図2a）。
② 図のように第一指を含めて横方向に軽く固定する（図2b）。
③ 母指球にテープを貼る（図2c）。
④ 図のように縦方向に伸展させて固定する（図2d）。
⑤ 再度、横方向にテーピングして軽く固定する（図2e）。

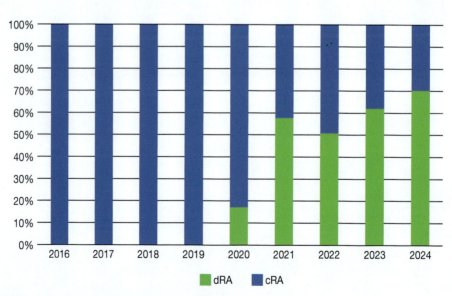

図1 当グループによる脳血管内治療での cRA と dRA の推移
dRA：distal radial artery approach（遠位橈骨動脈アプローチ）
cRA：conventional radial artery approach（古典的橈骨動脈アプローチ）

⑥固定終了（図2f）。

⑦点線内：anatomical snuff box（図2g）。

3 Triangle 理論に基づくエコーガイド下穿刺テクニック

　エコーガイド下穿刺は動脈穿刺に限った手技でない。エコーで判別することができるあらゆるターゲットを穿刺する場合に推奨されている。触診で橈骨動脈の拍動が触知することができる場合であっても、橈骨動脈径は2-3mmと細径であるため、エコーガイド下に穿刺したほうが確実である。穿刺回数が多くなってしまうと、血管攣縮や橈骨動脈閉塞を生じやすくなるため、初回穿刺でアクセスを

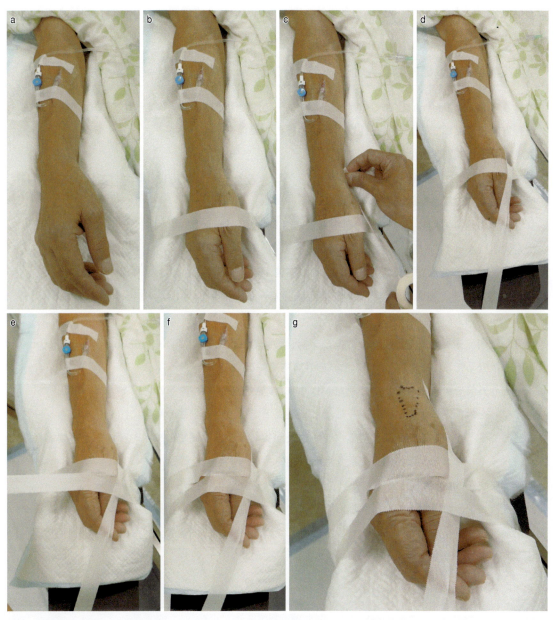

図2 上肢固定方法

確保したい。特に anatomical snuff box 内での橈骨動脈は cRA（conventional radial artery approach、古典的橈骨動脈アプローチ）穿刺部の橈骨動脈と比較して深部かつ 3 次元的に走行しているために、触診下での穿刺ではその成功率には限界がある。我々はエコーガイド下穿刺の成功率を高め、穿刺に必要な時間を短縮するために Triangle 理論を考案し、これに基づいて穿刺している。

4 Triangle 理論とは（図 3）

Triangle 理論とは仮想正三角形（virtual equilateral triangle）を想定することによって穿刺針先端の到達点をピンポイントで推測する思考法である。Virtual equilateral triangle の 3 辺は、①エコービームの進行方向における皮膚から橈骨動脈までの距離（A）、②エコーの皮膚接触点から穿刺針による皮膚穿刺点までの距離（B）、③穿刺針の穿刺方向における皮膚穿刺点から橈骨動脈までの距離（C）である。

5 Triangle 理論に基づいたエコーガイド下 dRA 穿刺 4Fr シース挿入の手順

①触診して anatomical snuff box を確認し、B モード長軸像で橈骨動脈の走行方向や血管径を確認。

②走行方向の直交軸で橈骨動脈を観察（橈骨動脈の短軸像をモニタリング）。

③動脈と静脈を判別する。

④モニター上にて橈骨動脈短軸像をセンタリングし、プローブを 30° 近位側に傾けて固定する。

⑤橈骨動脈までの深さを確認する（A mm）。

⑥プローブの垂直方向にプローブ先端中点からプローブに対して垂直方向に B mm 離れた穿刺点を決定する（A = B）。

⑦22G サーフロー留置針を遠位側に 30° 傾けて穿刺する。

⑧C mm 穿刺すると画面上に穿刺針の先端が確認できる（A = B = C）。

⑨画像から穿刺方向を調整する。

⑩橈骨動脈内に穿刺針が見えたら、そのまま橈骨動脈の後壁を越えて貫く（double wall puncture）。

⑪内針を抜去して、0.025 インチワイヤーを外筒内で待機しておく。

⑫ゆっくり外筒を引き抜き、良好な逆血がみられた時点でワイヤーを進める。

⑬ワイヤーを外筒内に 10cm ほど挿入したら、透視下でワイヤー先端の挙動に注意しながらシース長に応じてワイヤーを近位側に進める（シース長が短いほど近位側でのワイヤー操作が不要となるため、ワイヤーによる血管損傷や無駄な血管攣縮を生じない）。

⑭穿刺部皮膚を 5mm カット。

⑮外筒を抜去、エコージェルを拭き取ってワイヤーが先進しないよう把持、かつシースダイレーター先端がワイヤーを越えて挿入しないよう注意しながら 4Fr シースを挿入する。

⑯4Fr シースから撮影する。

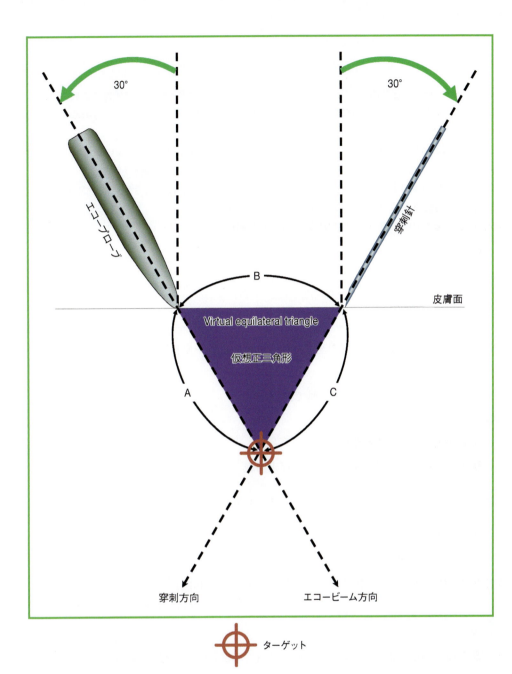

図3 Triangle 理論
A= エコーでのターゲットまでの深さ
B= 皮膚上のエコー接地点から穿刺点までの距離
C= ターゲットまでの穿刺針の深さ
A=B=C

動脈穿刺を成功させるためのポイント

①Anatomical snuff boxは前述したポジショニングによってできるだけ水平となるように固定するが、それでも表面が陥凹している場合には、局所麻酔薬で穿刺部の皮膚を膨隆させる方法もある。十分な量のエコージェルを塗布してプローブの浮きを解消させる。

②エコープローブの位置や角度は動かさずに固定して、常に橈骨動脈の短軸像を画面中央にセンタリングしておく。

③穿刺針がターゲットの上に見えたら穿刺角度をより立てて穿刺し直す（または穿刺点を離す）。

④穿刺針がターゲットの下に見えたら穿刺角度をより下に倒して穿刺し直す（または穿刺点を近づける）。

⑤穿刺針が橈骨動脈の右に見えたら穿刺角度を右に傾けて穿刺し直す。

⑥穿刺針が橈骨動脈の左に見えたら穿刺角度を左に傾けて穿刺し直す。

6 エコープローブの当て方とエコー所見 (図4)

①橈骨動脈に対して長軸にプローブを当てて橈骨動脈の走行や血管径を確認 (図4a)。

②長軸像 (図4b)。

③プローブを 90° 回転し、橈骨動脈を短軸で確認 (図4c)。

④短軸像 (図4d)。

⑤カラードプラ像（青：橈骨動脈）(図4e)。

⑥＊：橈骨動脈、矢頭：橈側皮静脈、矢印：伴走静脈 (図4f)。

7 穿刺時のエコープローブの方向と穿刺方向 (図5)

①プローブを垂直に当てている (図5a)。

②プローブを近位側に 30° 傾ける (図5b)。

③穿刺針を遠位側に 30° 傾けて穿刺 (図5c)（緑色の枠は図3 と相関）。

8 実際の dRA 穿刺 (図6)

①橈骨動脈の走行方向に対してプローブを直交に当てて橈骨動脈を観察 (図6a)。

②プローブを 30° 近位側に傾ける (図6b)。

③穿刺針を遠位側に 30° 傾けて穿刺する (図6c)。

④エコーモニター上の橈骨動脈内に穿刺針が見えたら、そのまま橈骨動脈の後壁を越えて貫く (図6d)。

⑤内針を抜去して、ワイヤーを外筒内で待機させる (図6e)。

⑥ゆっくり外筒を引き抜き、良好な逆血があった時点でワイヤーを進める (図6f)。

⑦穿刺部皮膚を 5mm カット (図6g)。

⑧外筒抜去、エコージェルを拭き取る (図6h)。

⑨ワイヤーを先進させないよう保持しながら 4Fr シースを挿入する (図6i)。

⑩ 4Fr シースから撮影する (図6j)。

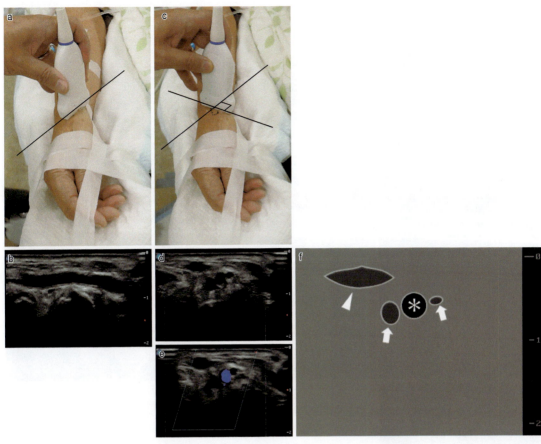

図4 エコープローブの当て方とエコー所見

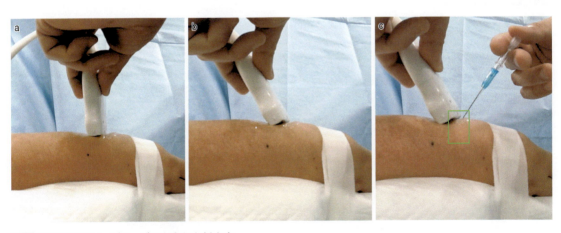

図5 穿刺時のエコープローブの方向と穿刺方向

1章 TRNのスタンダードテクニック　I 橈骨動脈から大動脈弓に至るまでの技術　▶01 遠位橈骨動脈アプローチ（dRA）穿刺技術

21

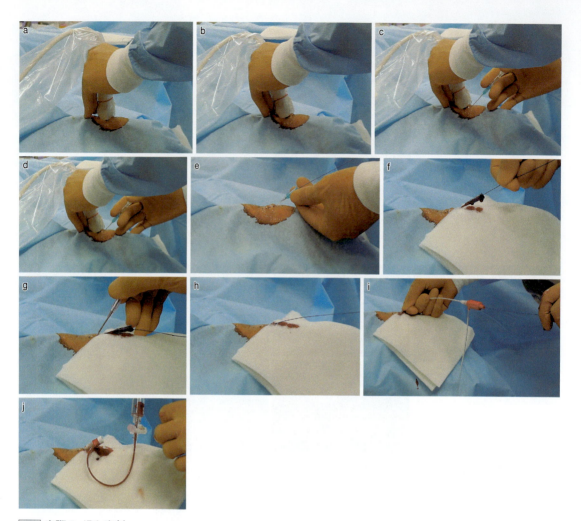

図6 実際の dRA 穿刺

9 エコー画像と穿刺方向の変え方（図7）

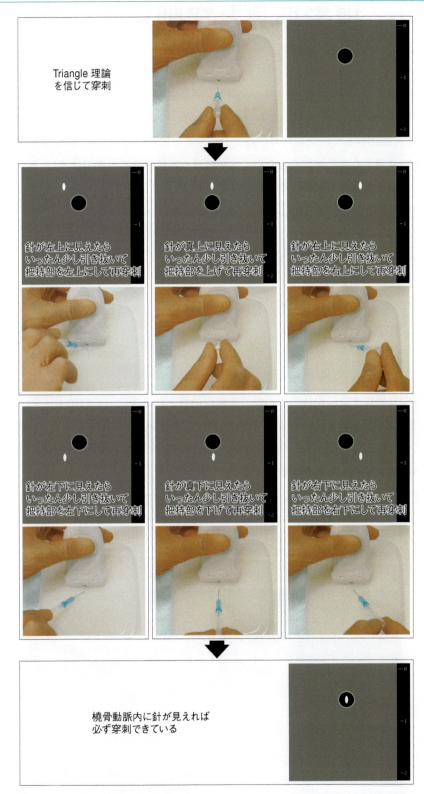

図7 エコー画像と穿刺方向の変え方　　　　　　　　　　　　　　　　　（小山淳一・花岡吉亀）

02 橈骨動脈に留置した4Frシース撮影所見と穿刺部合併症

1 はじめに

予定脳血管内治療症例に対しては、われわれは基本的には術前にTRAによる診断撮影を行っている。dRAはcRAと比較して、止血時間が短くかつ閉塞しにくい。たとえdRA穿刺部が閉塞したとしても、cRAを使用することができるため、診断撮影の穿刺部の第一選択はdRAとしている。橈骨動脈に挿入した4Frシースからの術前撮影所見は、TRNを安全に実施する上で重要であり、使用可能なシース径の判断に必要な情報となる。

2 4Frシースからの撮影法（図1）

① シース先端を撮像範囲に入れる（図1a、矢頭）。
② 橈骨反回動脈（図1b、矢印）、尺骨動脈分岐部、brachioradial artery の有無を確認するために、上腕遠位部も撮像範囲に入れる。

3 橈骨動脈径の判断（図2）

① 4Frシースの周囲に十分に橈骨動脈内腔の間隙が観察される場合（または4Frシースの間隙を通過して順行性に造影剤がwash outする場合）、6Frシースシステム挿入が可能と判断する（図2a）。
② 4Frシースの周囲に橈骨動脈内腔の間隙がない場合、4Frシースシステムを考慮する（図2b）。
③ 4Frシースと同等であっても攣縮が強い場合、4Frシースよりも細径の場合は3Frシースシステムを考慮する（図2c）。

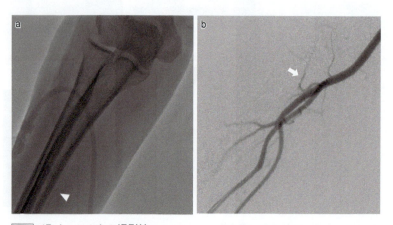

図1 4Frシースからの撮影法

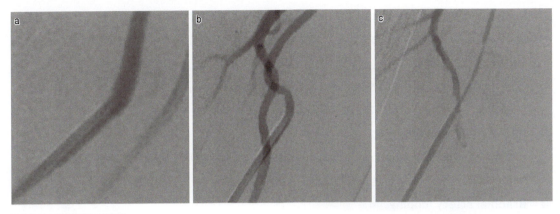

図2 橈骨動脈径の判断

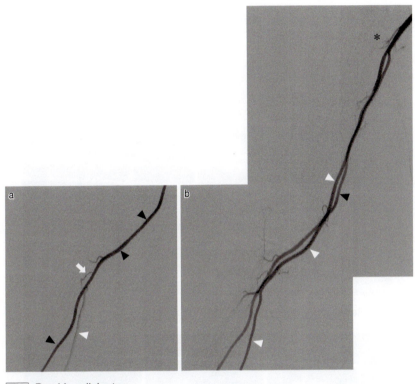

図3 Brachioradial artery

4 橈骨動脈、上腕動脈の Normal Variation

I Brachioradial artery（図3）

通常、上腕動脈は肘窩で橈骨動脈と尺骨動脈に分岐するが、この分岐が高位の場合があり、この場合の橈骨動脈を上腕橈骨動脈（brachioradial artery）という。

①図3a：Brachioradial artery（黒矢頭）では、肘窩ではっきりとした尺骨動脈分岐が観察されない。しかし、肘窩で尺骨動脈との間に細い吻合（矢印：cubital crossover）が存在し、尺骨動脈（白矢頭）が描出される。少量の造影剤が尺骨動脈に流出することによる所見である。

②図3b：十分な造影剤がbrachioradial artery（黒矢頭）に注入されていれば、上腕に存在する尺骨動脈分岐部（＊）まで到達した造影剤が尺骨動脈（白矢頭）を流れ、再び肘窩より末梢の尺骨動脈（白矢頭）が描出される。

※ Cubital crossoverにワイヤーやカテーテルが迷入すると血管損傷を生じるリスクがある。肘部は必ず造影し、ロードマップ下に通過させるようにする。

Ⅱ Radial artery looping（図4）

ループ部に低形成のbrachioradial artery（矢頭）と橈骨反回動脈（矢印）が観察される。これらにワイヤーおよびカテーテルを迷入させないように注意する。

Ⅲ Brachial artery looping（図5）

上腕動脈にループを認めることがある（図5a、矢印）。こちらはワイヤーを挿入するだけではループを解消することができないことがある（図5b、矢頭）。この症例では柔軟な4Fr/Cerulean（メディキッ

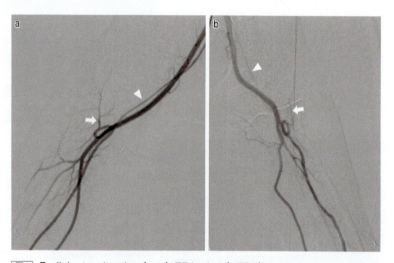

図4 Radial artery looping（a：右TRA、b：左TRA）

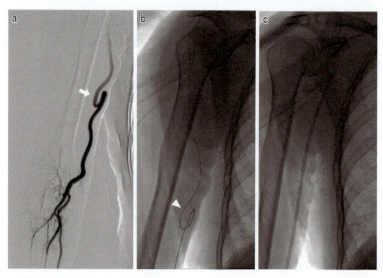

図5 Brachial artery looping

ト）でループを通過させ、引き戻すことで解消された（図5c）。

5 橈骨動脈損傷合併症

I　Radial artery spasm（図6）

治療終了時のシースからの撮影で橈骨動脈と上腕動脈に強い血管攣縮を認める。術後に橈骨動脈は閉塞した。

II　AV shunt（図7）

橈骨動脈／静脈間にシャントを形成することがある。動脈相で静脈の描出を認めている（矢印）。止血デバイスを使用〔とめ太くん（ゼオンメディカル）160mmHg × 10分の圧迫〕、AV shuntは消失し（矢頭）、治療を継続した。撮影早期に静脈の描出があるか否か意識して読影する必要がある。

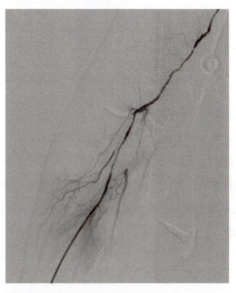

図6　Radial artery spasm

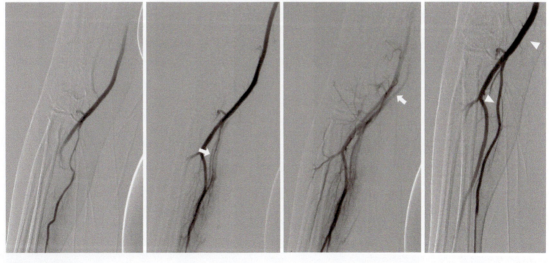

図7　AV shunt

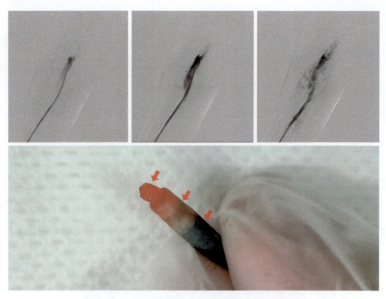

図8 Radial artery injury

Ⅲ　Radial artery injury（図8）

　カテーテル抜去時に強い抵抗があり、橈骨動脈の断裂を生じた。このような場合、コンパートメント症候群を来して減張切開を必要とすることもある。橈骨動脈径に応じてシステム径を選択することが重要であることを強調しておく。

　システム抜去前の橈骨動脈撮影で造影剤の血管外漏出所見を認め、橈骨動脈は描出されなかった。

　カテーテル先端を被覆する橈骨動脈の内膜（矢印）。本例では幸い圧迫のみで止血され、強い腫脹はなくコンパートメント症候群には至らなかった。

（小山淳一・花岡吉亀・中村卓也）

03 Radial cocktail の使い方
―橈骨動脈血管攣縮の予防―

1 橈骨動脈の血管攣縮

　TRA施行時の問題として、手技中に橈骨動脈に生じる「血管攣縮」がある。橈骨動脈の血管攣縮によってガイディングシース/ガイディングカテーテル操作時に抵抗が出現し、さらに操作を続けることによって手技がより困難となってしまうことがある。また、システムの抜去困難やそれに伴う橈骨動脈の血管損傷など、重大な合併症を生じてしまう可能性がある。

　橈骨動脈の血管攣縮を予防するためには、各症例の橈骨動脈径に応じたシースを適切に選択することが最重要と言える。その他の対策として、全身麻酔（疼痛コントロール、筋弛緩薬の使用）下での治療、橈骨動脈への血管拡張薬（Radial cocktail）の動注が挙げられる。本項では我々がTRN施行時に実施しているRadial cocktailの投与方法について以下に解説する。

2 Radial cocktail の投与方法 (WEB・❶)

① 4Frショートシース（シース長：7cm）にて橈骨動脈を確保する。本シースであれば、シース挿入時に必要なワイヤーによる血管確保は前腕部中央付近で十分なことが多い（図1）。肘関節付近では橈骨反回動脈などの小血管にワイヤーが迷入する可能性があり、この部位では特にワイヤー操作に注意が必要である。たとえ透視下での操作であったとしても、実際の血管が見えていない中でのワイヤー操作となる。不要な血管損傷や機械的刺激に伴う血管攣縮を避けるために、より短い4Frシースを使用している。

② 4Frショートシースからコントロール撮影を行う（図2）。橈骨動脈径や血管攣縮の程度、normal variationについて確認する。

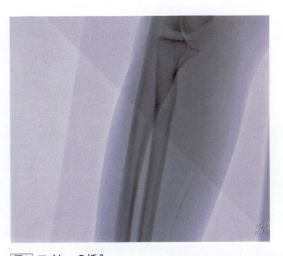

図1 ワイヤーの挿入

③Radial cocktail（ベラパミル塩酸塩 5mg ＋硝酸イソソルビド：投与量は症例に応じて 0.2 - 2mg で調整）＋造影剤 2mL を混入した 10mL シリンジを 4Fr シースに接続する。血液を吸引して合計 10mL に希釈して、シリンジを上下させて攪拌する（図3）。

④透視下にて、造影剤が逆行性に橈骨動脈近位部まで到達するように注入の強さを調節しながら動注する（図4）。この際に（硝酸イソソルビドの使用量に応じて）、患者の血圧が低下することがあり、特に動脈硬化性疾患の患者では注意する必要がある。全身麻酔下 TRN では術前に必ず麻酔科医に使用可能か確認し、使用するタイミングについても伝えておく。また、実際に Radial cocktail を投与する場面でも、投与可能か否か麻酔科医とコミュニケーションをとる。

⑤4Fr ショートシースから橈骨動脈撮影を行い、Radial cocktail 投与後の血管評価を行う（図5）。

⑥ロードマップ下に、使用デバイス（シースイントロデューサーまたはガイディングシース）にエクスチェンジする。

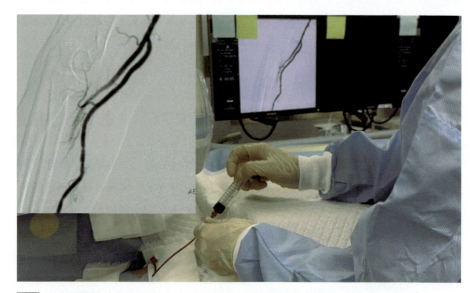

図2 シース撮影

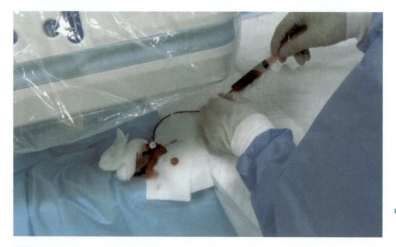

図3 希釈のために血液を吸引中

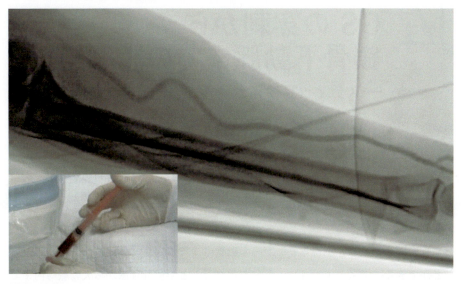

図4 透視下でのRadial cocktailの動注

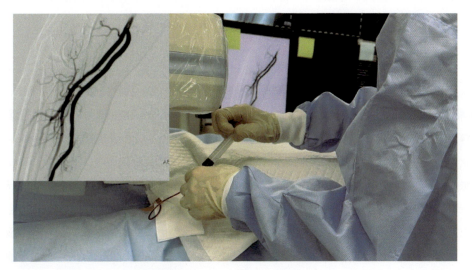

図5 Radial cocktail投与後の撮影

(花岡吉亀)

04 GS の穿刺から 鎖骨下動脈までの誘導方法
―スティッフワイヤー交換法―

1 はじめに

　ガイディングシース（GS）を穿刺側の鎖骨下動脈まで安全かつ速やかに誘導するために、我々は4Frシース挿入後にAESワイヤー/300またはスティッフワイヤー/300を用いてガイディングシースを鎖骨下動脈に誘導している。

　本法を行う理由は3つある。①橈骨動脈から大動脈弓までに存在する分岐血管への迷入リスクを最小化することができる。②スティッフワイヤーを用いることで橈骨動脈から大動脈弓内まで直線化することができ、ガイディングシースが進みやすくなる。③ガイディングシース挿入時にガイディングシース手元部に感じる抵抗を連続的に知覚することができるため、橈骨動脈の血管攣縮に気付くことができる。

2 手　順

① 4FrシースAから逆行性撮影を行い、橈骨動脈、尺骨動脈、前・後骨間動脈、上腕動脈、橈骨反回動脈、橈骨動脈 / 上腕動脈の径、屈曲、ループ形成、brachioradial artery の有無を確認する（図1）。ロードマップ下にワイヤーの迷入に注意して4Frカテーテルを橈骨動脈内に誘導する。

② スタンダードワイヤーBを用いて4FrカテーテルCを確実に大動脈弓内に進める（図2）。橈骨反回動脈へのワイヤー迷入には注意する。ワイヤー先端部が直線化した場合、分岐血管に迷入している可能性があり、ワイヤーの挙動には常に注意する。橈骨動脈から上腕動脈近位部に向かってシステムを進める際、ワイヤー先行ではなくカテーテルを先行させることで分枝に迷入せずに通過できることがある。ただし、抵抗を感じた場合には無理にカテーテルを押し込まない。強い屈曲のためワイヤーが通過しない場合、リシェイプ可能なSURF/180をためらわずに使用する。椎骨動脈や内胸動脈などに4Frカテーテルを迷入させないよう、大動脈弓内に至るまで気を抜かない。
ロングワイヤー単独で大動脈弓内までのアクセスを確保するのではなく、我々は4Frカテーテルとワイヤーを併用して大動脈弓内までのアクセスを確保している。その理由として、カテーテルの位置を調節することでワイヤーをより自由に動かすことができ、分枝へのワイヤー迷入のリスクを最小化することができるからである。

③ スタンダードワイヤーをAESワイヤー/300またはスティッフワイヤー/300Dに変更する（図3）。

④ 4Frシースを保持し、AESワイヤー/300またはスティッフワイヤー/300を残して4Frカテーテルを抜去する（図4）。適宜、透視下でワイヤーの先端位置を確認する。

⑤ 穿刺部を用手的に圧迫しながら4Frシースを抜去する（図5）。

⑥ 付属の7FrプレダイレーターEを使って皮膚穿刺部および血管穿刺部を拡張させる（図6）。

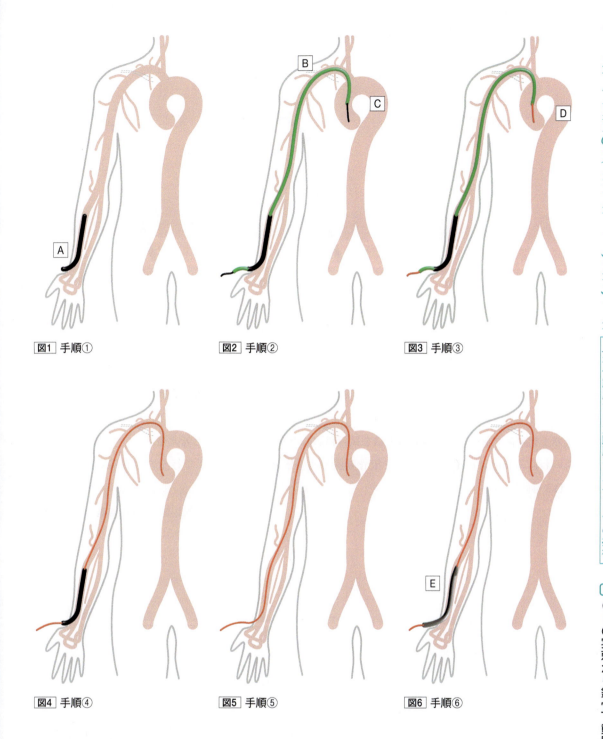

図1 手順① 　　図2 手順② 　　図3 手順③

図4 手順④ 　　図5 手順⑤ 　　図6 手順⑥

⑦穿刺部を用手圧迫しながら7Frプレダイレーターを抜去する（図7）。
⑧ダイレーターを装着したガイディングシース F を AESワイヤー/300 またはスティッフワイヤー/300 に追従させて挿入する（図8）。皮膚挿入時に抵抗が強い場合は、穿刺部切開が不十分であることが多く、切開を追加する。ダイレーター先端は透視では直接確認することはできないが、ワイヤーの挙動（ダイレーター部分はワイヤー直線化）によって判断することができる。ガイディングシースを鎖骨下動脈近位部に誘導する。

33

⑨ダイレーターとワイヤーをガイディングシースから抜去する（図9）。

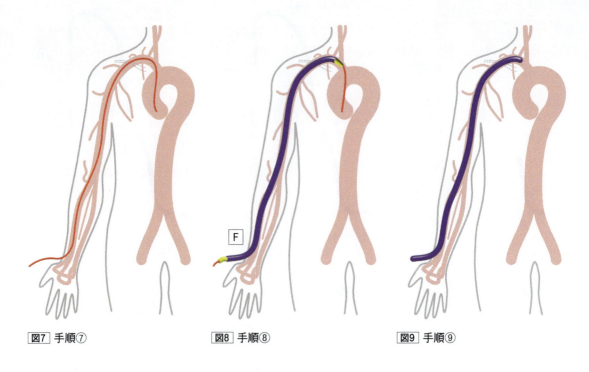

図7 手順⑦　　図8 手順⑧　　図9 手順⑨

※ガイディングシースを誘導する方法を試行錯誤したが、本法が確実と考える。
※いわゆる Radial cocktail を用いて橈骨動脈の血管攣縮の改善や拡張を行うのも有用である（**1章 03参照**）。

（小山淳一・花岡吉亀・中村卓也）

05 TRNにおける穿刺部位および GS/GCの選択と誘導方法

1 はじめに

TRNはTFNと比較して、穿刺部位やガイディングシステムの選択にバリエーションがある。穿刺部位に関しては、「cRA」と「dRA」があり、さらに「左右」の選択肢がある。TFNでは左右どちらの大腿動脈を穿刺しても、その後のカテーテル操作に大差ないが、TRNでは用いるテクニックに違いがある。橈骨動脈は大腿動脈よりも細径で、その径には個人差があるため、「システムの口径選択」が必要となる。また、右TRAで左前方循環の病変にアプローチする場合や左TRAで前方循環にアプローチする場合、システムの安定性から形状付きガイディングシース（GS）を選択すると確実である。

我々は、対象病変の治療に必要十分な口径と支持性をTRAで両立することができる症例にTRNを実施してきた。TRNの目的は、TRAによってガイディングシステムを標的血管に誘導することではなく、TRAによって安全かつ適切な治療を完遂させることである。これを忘れてはならない。

1,000例のTRNの治療経験から我々が得た知見を以下に解説する。各症例の術前画像検査から得られた情報をもとに、以下に示す誘導法を適切に選択することが重要となる。実際の治療では、症例ごとの特徴に応じて読者が修正を加えることで、安全性と確実性を高めていただきたい。

2 右TRAによる右CCAへのGS/GC誘導法

I　Push-inテクニック（大動脈弓内にインナーカテーテル誘導あり）

右TRAで右CCAにGS/GCを誘導する場合は、Simmons型インナーカテーテルを右ECAに進め、GS/GCを「Push-in」して右CCAに進めることが多い。標準的な「Push-inテクニック」を以下に示す（図1）。

① GS/GCが右鎖骨下動脈に誘導されている（図1a）。

② スタンダードワイヤー先行でSimmons型インナーカテーテルを上行大動脈に進める（図1b）。

③ 上行大動脈内でSimmons型インナーカテーテルを反転する（図1c）。

④ 回転およびPull-backしてSimmons型インナーカテーテル先端を腕頭動脈に挿入し、ロードマップを作成（図1d）。

⑤ ロードマップ下にSimmons型インナーカテーテルをさらにPull-backして右CCAに誘導する（図1e）。

⑥ CCA撮影でロードマップをアップデートし、ワイヤーを右ECAに進める（図1f）。

⑦ Simmons型インナーカテーテルをワイヤーに追従させて右ECAにPush-inする（図1g）。

⑧ ワイヤーをスティッフタイプに交換する（図1h）。

⑨ GS/GCをPush-inして右CCAに進める（図1i）。

⑩ Simmons型インナーカテーテルとスティッフワイヤーを抜去する（図1j）。

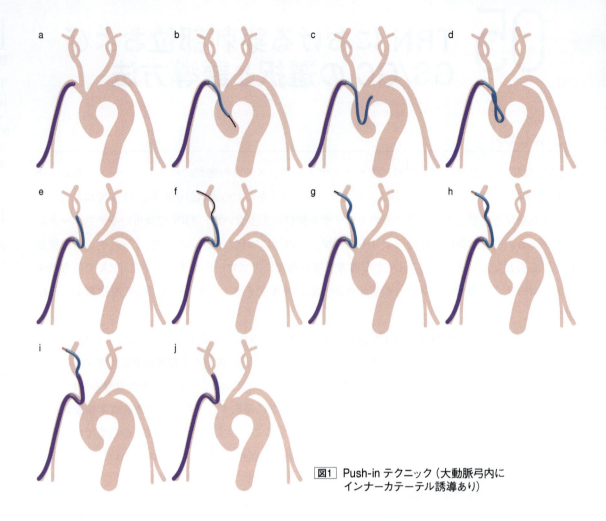

図1 Push-in テクニック（大動脈弓内にインナーカテーテル誘導あり）

- ⑦（図1g）で，Simmons型インナーカテーテルが腕頭動脈へ滑落する傾向がある場合はワイヤーを保持してSimmons型インナーカテーテルを回転させながら少しずつPushすると進みやすい（トルネード法）。
- ワイヤーをスティッフにすることでサポート性が上がるだけではなく，右CCAの分岐角度が広がるため，GS/GCを上げやすくなる。
- 4Fr以下のGSは，スティッフワイヤーに交換しなくても誘導することができる場合がある。

Ⅱ　Push-in テクニック（大動脈弓内にインナーカテーテル誘導なし）

　右CCA分岐の形状がアルファ形状の場合（図2a），Simmons型インナーカテーテルを大動脈弓内に挿入せずに，直接右CCAにアプローチすることが可能である。大動脈内にステントなどが留置されている場合（図2b），この形状であれば大動脈弓内にアクセスすることなく右CCAにアプローチすることができる。

　右TRAで大動脈を介さない右CCAへのPush-inテクニックを以下に示す（図3）。

① GS/GCが右鎖骨下動脈に留置されている（図3a）。
② スタンダードワイヤーを右CCAに進める（図3b）。

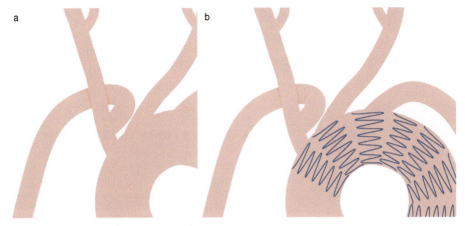

図2 右CCA分岐の形状がアルファ形状の場合

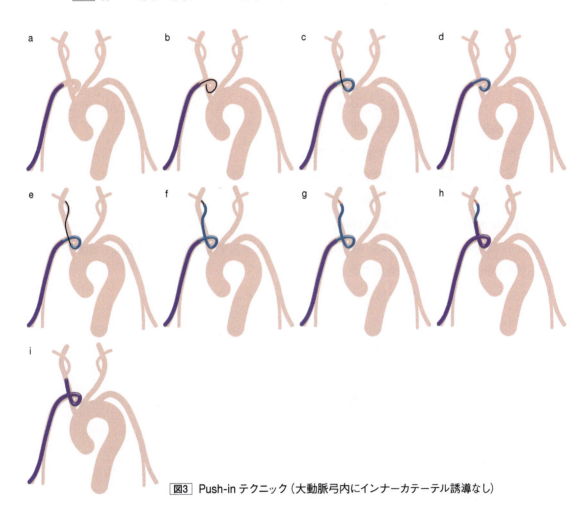

図3 Push-inテクニック（大動脈弓内にインナーカテーテル誘導なし）

③Simmons型インナーカテーテルを追従させて右CCAに進める（図3c）。

④CCA撮影のロードマップを作成する（図3d）。

⑤ロードマップ下にワイヤーを右ECAに誘導する（図3e）。

⑥Simmons型インナーカテーテルを追従させて右ECAに進める（図3f）。

⑦ワイヤーをスティッフタイプに交換する（図3g）。
⑧ GS/GC を Push-in して右 CCA に誘導する（図3h）。
⑨ Simmons 型インナーカテーテルとスティッフワイヤーを抜去する（図3i）。

・②（図3b）では左前斜位で右鎖骨下動脈の逆行撮影を行うと、鎖骨下動脈から右CCAへの経路がアルファ形状となるため判別しやすい。

Ⅲ 右 TRA で右 CCA に Pull-back テクニックを用いた場合に生じうる kinking

　右鎖骨下動脈と右 CCA のなす角度が急峻で Simmons 型インナーカテーテルが右 ECA に進まない場合や（図4a）、右 CCA にプラークが存在するためにワイヤーやインナーカテーテルを右 CCA に進めたくない場合には（図4b）、Pull-back テクニックを用いる。

　大動脈弓内で先端形状を反転させた Axcelguide Stiff-J（メディキット）先端部を腕頭動脈に挿入し、さらに Pull-back すると kinking を生じる場合がある（図5a-d）。これは腕頭動脈によって Axcelguide Stiff-J が絞られるためである。

Ⅳ Pull-back テクニックで kinking を防ぐ方法

　GS/GC の kinking を回避する方法を以下に示す（図6）。
① 大動脈弓内で Axcelguide Stiff-J を反転（図6a）。
② Axcelguide Stiff-J 先端を腕頭動脈に挿入（図6b）。
③ Simmons 型インナーカテーテルを Axcelguide Stiff-J に挿入する（図6c）。その際に、それぞれのカテーテルの折り返し部分が一致するようにする。
④ さらにスタンダードワイヤーを挿入して耐キンク性を高める（図6d）。

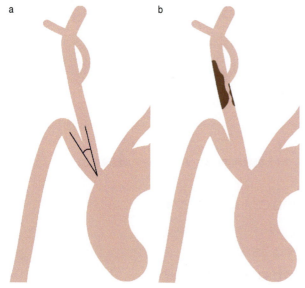

図4
a：右鎖骨下動脈と右CCAのなす角度が急峻でSimmons 型インナーカテーテルが右ECAに進まない場合。
b：右CCAにプラークが存在するためにワイヤーやインナーカテーテルを右CCAに進めたくない場合。

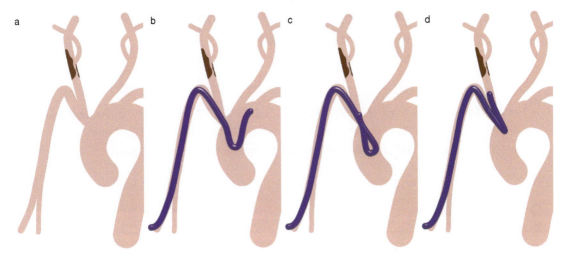

図5 右TRAで右CCAにPull-backテクニックを用いた場合に生じうるkinking

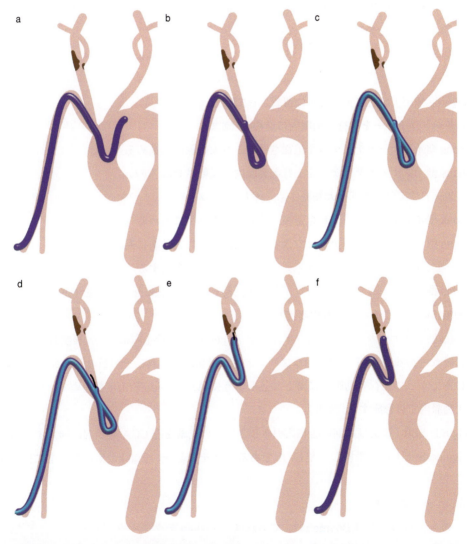

図6 Pull-backテクニックでkinkingを防ぐ方法

⑤この状態で Pull-back を開始、ワイヤーで右 CCA を選択しながら Pull-back する (図 6e)。

⑥ Simmons 型インナーカテーテルとワイヤーを抜去する (図 6f)。

> ・Simmons型インナーカテーテルの挿入が浅い場合や逆に深く挿入し過ぎてしまった場合には、Axcelguide Stiff-J の折り返し部分が開いてしまい、Pull-back時にSimmons形状が失われ直線化してしまう。Simmons型インナーカテーテルとAxcelguide Stiff-Jの折り返し部分を一致させてPull-backすることがキーである。

3 右 TRA で左 CCA への Axcelguide Stiff-J の誘導法

Ⅰ DAT と Pull-back テクニック

右 TRA で左 CCA に Axcelguide Stiff-J を挿入する場合は、大動脈弓の Type によって挿入方法が異なる。Type 2/Type 3 では DAT（descending aorta anchoring technique）と Pull-back テクニックを用いて Axcelguide Stiff-J を左 CCA に挿入する。我々の経験では、右 TRA で左 CCA にアプローチする症例の 78% で本法を用いていた。標準的な DAT と Pull-back テクニックを以下に示す (図 7)。

① Axcelguide Stiff-J が右鎖骨下動脈に留置されている (図 7a)。

②スタンダードワイヤーを上行大動脈内に進める (図 7b)。

③ Simmons 型インナーカテーテルを追従させて上行大動脈内に進める (図 7c)。

④ Simmons 型インナーカテーテルを上行大動脈内で反転させる (図 7d)。

⑤スタンダードワイヤーを下行大動脈に深く挿入する (図 7e)。

⑥ Simmons 型インナーカテーテルを追従させて下行大動脈に進める (図 7f)。

⑦ Simmons 型インナーカテーテルはできるだけ遠位の下行大動脈に進める (図 7g)。

⑧ワイヤーを AES ワイヤー（またはスティッフタイプ）に変更する (図 7h)。

⑨ Simmons 型インナーカテーテルとワイヤーを把持して Axcelguide Stiff-J を Push-in して先端が下行大動脈に向かうところまで進める (図 7i)。

⑩ Simmons 型インナーカテーテルとワイヤーを Axcelguide Stiff-J 内に 10cm 程度引き込むと大動脈弓内に Axcelguide Stiff-J の緩やかなプリシェイプ形状がみられ、その折り返し部分を大動脈弓小弯側にあてがって上行大動脈内に落とし込むように Axcelguide Stiff-J を進めて、J 字型の形状を上行大動脈内で再形成する (図 7j)。

⑪ Axcelguide Stiff-J に適度に回転を加え引き抜き、その先端を左 CCA 起始部に挿入する (図 7k)。

⑫ Axcelguide Stiff-J から撮影し、左 CCA であることを確認後、Pull-back して完全に挿入する (図 7l)。

Ⅱ Push-in テクニック

Type 1 の大動脈弓または Bovine type であれば、Push-in テクニックで左 CCA に GS/GC の誘導が可能である。Type 1 の大動脈弓での左 CCA への Push-in テクニックを以下に示す (図 8)。

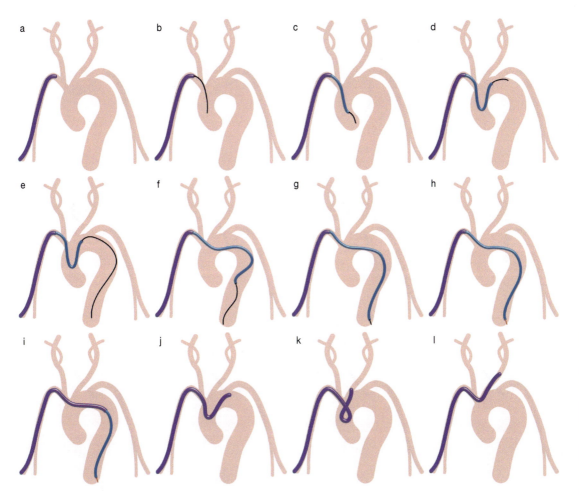

図7 DAT と Pull-back テクニック

① GS/GC が右鎖骨下動脈に留置されている（図8a）。

② スタンダードワイヤー先行で Simmons 型インナーカテーテルを大動脈弓内に進める（図8b）。

③ Type 1 の大動脈弓では Simmons 型インナーカテーテルが下行大動脈方向に進みやすいので、折り返し部分を先行させる（図8c）。

④ ワイヤーを少し引き抜き、Simmons 型インナーカテーテルを回転および引き抜いて先端を腕頭動脈内に誘導する（図8d）。

⑤ Simmons 型インナーカテーテルを回転および Push-in して上行大動脈内に落とし込む（図8e）。

⑥ Simmons 型インナーカテーテルに適度に回転を加えて引き抜き、左 CCA を捉える（図8f）。

⑦ Simmons 型インナーカテーテルを Pull-back して左 CCA に挿入する（図8g）。

⑧ 左 CCA 撮影を行い、ロードマップ下にワイヤーを左 ECA に進める（図8h）。

⑨ ワイヤーに追従させて Simmons 型インナーカテーテルを ECA に進める（図8i）。

⑩ ワイヤーをスティッフタイプにエクスチェンジする（図8j）。

⑪ GS/GC を Simmons 型インナーカテーテルとスティッフワイヤーに追従させ、Push-in で左 CCA に誘導する（図8k）。

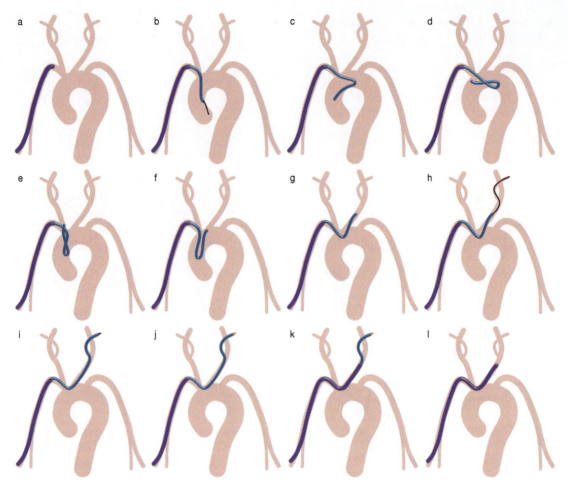

図8 Push-in テクニック

⑫ Simmons 型インナーカテーテルとスティッフワイヤーを抜去する（図8l）。

- ⑨（図8h-i）で、Simmons 型インナーカテーテルが大動脈弓内へ滑落する傾向がある場合はワイヤーを保持して Simmons 型インナーカテーテルを回転させながら少しずつ Push すると進みやすい（トルネード法）。この際、ワイヤーは助手に把持してもらい、術者はインナーカテーテルの回転/Push 操作に注力すると、本法をより確実に実施することができる。

4 左 TRA の左右 CCA への Axcelguide Stiff-J の誘導法

I 左 DAT および Pull-back テクニック

　Type 2/Type 3 の大動脈弓で、左 TRA によって左右いずれかの CCA に Axcelguide Stiff-J を誘導する場合、左 DAT および Pull-back テクニックを用いる。標準的な左 DAT、Pull-back テクニックを以下に示す（図9）。

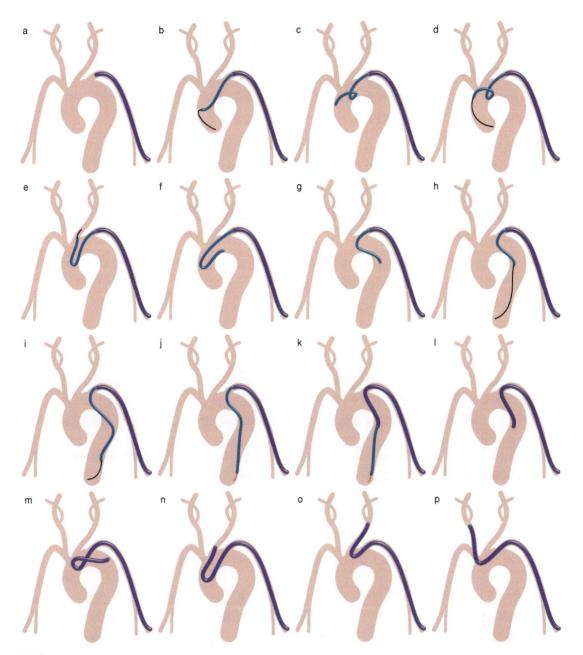

図9 左 DAT および Pull-back テクニック

① Axcelguide Stiff-J が左鎖骨下動脈に留置されている（図9a）。
② スタンダードワイヤー先行で Simmons 型インナーカテーテルを上行大動脈内に進める（図9b）。
③ ワイヤーを少し引き抜き（Simmons 形状の折り返し部分より手前に引き抜く）、Simmons 型インナーカテーテルに回転を加えつつ押し込むことで、先端部分にアルファ形状を作成する（図9c）。
④ Simmons 型インナーカテーテルを反転させるために、ワイヤーをインナーカテーテル先端から出す（図9d）。
⑤ Simmons 型インナーカテーテルが反転した状態（図9e）。

⑥ Simmons 型インナーカテーテルを回転させ、下行大動脈の方向に向ける（図 9f）。

⑦ Simmons 型インナーカテーテルを引き抜き、さらに下行大動脈に落とし込む（図 9g）。

⑧ ワイヤーを下行大動脈に進める（図 9h）。

⑨ Simmons 型インナーカテーテルを追従させて下行大動脈に進める（図 9i）。

⑩ ワイヤーを AES ワイヤーまたはスティッフワイヤーに変更する（図 9j）。

⑪ Simmons 型インナーカテーテルとワイヤーを把持して、Axcelguide Stiff-J を追従させる（図 9k）。

⑫ Simmons 型インナーカテーテルとワイヤーを Axcelguide Stiff-J 内に 10cm 程引き込むと、緩くそのプリシェイプ形状があらわれる（図 9l）。

⑬ Axcelguide Stiff-J に回転を加えながら折り返し部分を大動脈弓小弯側にあてがって上行大動脈方向に向かって落とし込む（図 9m）。

⑭ Axcelguide Stiff-J を回転させて捻じれを解消する（図 9n）。

⑮ 左 CCA に Pull-back テクニックで誘導する（図 9o）。

⑯ 右 CCA に Pull-back テクニックで誘導する（図 9p）。

- ⑩（図9j）で、AESワイヤーを使用した場合、Simmons型インナーカテーテルが上行大動脈方向に逸脱することがある。その際にはスティッフワイヤーに変更する。4Frシステムの場合はスタンダードワイヤーのままでもよい。
- ⑬（図9m）で、鎖骨下動脈の分岐方向が大動脈に対して垂直である場合、折り返し部分が上行大動脈の方向に向かわない場合がある。
- ⑯（図9p）で、折り返し長の長いAxcelguide Stiff-Jを使用した場合、折り返し長が大動脈弁から腕頭動脈起始部までの距離より長いものを選択してしまうと、腕頭動脈に挿入できないことがある。

5 Type 1 の大動脈弓における Axcelguide Stiff-J の反転技術

I SCAT（subclavian artery anchoring technique）

Type 1 の大動脈弓において、DAT で Axcelguide Stiff-J を反転させることは困難である。Type 1 の場合、腕頭動脈（右 TRA の場合）または左鎖骨下動脈（左 TRA の場合）から大動脈弓内にシステムを進めていくと、上行大動脈ではなく下行大動脈の方向に直接進む傾向があり、DAT では反転することは難しい。Type 1 の大動脈弓内で Axcelguide Stiff-J を反転させたいときには SCAT を用いる。SCAT をマスターすることができれば、読者の TRN の適応症例は確実に広がる。また、左 CCA にプラークが存在する場合には Push-in テクニックではなく、Pull-back テクニックによって誘導したほうがプラークに接触することなく安全に誘導することができる。

これは左右いずれの穿刺でも適用可能なテクニックである。右 TRA の SCAT を以下に示す（図 10）。

① Axcelguide Stiff-J が右鎖骨下動脈に留置されている（図 10a）。

② スタンダードワイヤー先行で Simmons 型インナーカテーテルを大動脈弓内に進める（図 10b）。

③Simmons 型インナーカテーテルを反転する（左 CCA への Push-in テクニックを参照）（図 10c）。

④Simmons 型インナーカテーテルを回転および引き抜いて先端を左鎖骨下動脈に挿入し撮影する（図 10d）。

⑤ロードマップ下にさらに Simmons 型インナーカテーテルを引き抜き、左鎖骨下動脈内に十分に挿入する（図 10e）。

⑥スタンダードワイヤー/300 を左上腕動脈、さらに左橈骨動脈/尺骨動脈まで進める（図 10f）。

⑦Simmons 型インナーカテーテルをワイヤーに追従させて Push-in してできるだけ遠位に進め、ワイヤーを抜去する（図 10g）。

⑧Simmons 型インナーカテーテルのたわみを解消させて AES ワイヤー/スティッフワイヤーを挿入する（図 10h）。

⑨Simmons 型インナーカテーテル/ワイヤーを把持し、Axcelguide Stiff-J を進めて左鎖骨下動脈の最上部付近に進める（図 10i）。

⑩Simmons 型インナーカテーテル/ワイヤーを Axcelguide Stiff-J 内に 10cm ほど引き込むと、Stiff-J の緩やかなプリシェイプ形状があらわれる（図 10j）。

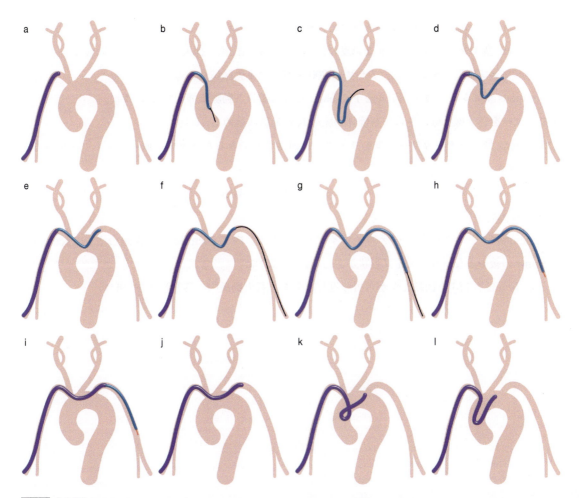

図10 SCAT

⑪ Axcelguide Stiff-J を回転しながら折り返し部分を上行大動脈内に落とし込む（図10k）。

⑫ Axcelguide Stiff-J の捻じれを解消する（図10l）。

・⑥（図10f）では、ワイヤー先端の挙動には十分注意して分枝に迷入しないよう注意する。
・⑦（図10g）では、Simmons型インナーカテーテルに回転を加えながら少しずつ進めることで大動脈弓内への滑落を回避して遠位への誘導が可能である（トルネード法）。

Ⅱ 左SCAT

Type 1、左 TRA で鎖骨下動脈の起始部が下行大動脈に向いている場合、反転が最も難しい。左 TRA の SCAT を以下に示す（図11）。

① Axcelguide Stiff-J が左鎖骨下動脈に留置されている（図11a）。

② スタンダードワイヤー先行で Simmons 型インナーカテーテルを上行大動脈内に進める（図11b）。

③ ワイヤーを大動脈弁で反転させて下行大動脈に十分進める（図11c）。

④ Simmons 型インナーカテーテルを進めて反転させる（図11d）。

⑤ Simmons 型インナーカテーテルを適度に回転させ、腕頭動脈に挿入し撮影する（図11e）。

⑥ ロードマップ下にスタンダードワイヤー/300 を右鎖骨下動脈に進める（図11f）。

⑦ Simmons 型インナーカテーテルを Pull-back して右鎖骨下動脈に挿入する（図11g）。

⑧ ワイヤーを右上腕動脈、さらに右橈骨動脈 / 尺骨動脈に進める（図11h）。

⑨ Simmons 型インナーカテーテルをワイヤーに追従させできるだけ遠位に挿入、ワイヤーを抜去する（図11i）。

⑩ Simmons 型インナーカテーテルのたわみを解消して、AES ワイヤー / スティッフワイヤーを挿入する（図11j）。

⑪ Simmons 型インナーカテーテル / ワイヤーを GS/GC 内に 10cm ほど引き込むと、Axcelguide Stiff-J の緩やかなプリシェイプ形状があらわれる（図11k）。

⑫ Axcelguide Stiff-J を回転しながら折り返し部分を上行大動脈内に落とし込む（図11l）。

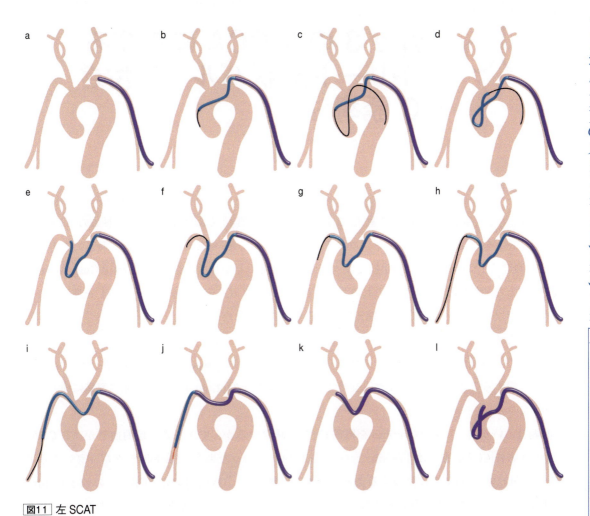

図11 左SCAT

(小山淳一・花岡吉亀)

06 Type 3 の左 CCA に対する ストレート形状バルーン付き GC 誘導法

1 はじめに

　以前我々は、頚動脈狭窄症に対して「Axcelguide Stiff-J」（メディキット）および「Carotid GuardWire」を使用した遠位バルーンプロテクション下に CAS を施行してきた。当時、この方法は CAS における 1 つの確立された手技と我々は考えていた。しかし、2021 年に Carotid GuardWire は販売終了となったため、必要に迫られる形で「バルーン付きガイディングカテーテル」を使用した近位バルーンプロテクションによる CAS に切り替えることにした。

　時を同じくして、「TMP ダイレーター1」（東海メディカルプロダクツ）が販売開始された。これにより、8Fr/Optimo をシースレスアプローチによって TRA で挿入できるようになった。つまり、我々が提唱する「スティッフワイヤー交換法」を使えば 8Fr/Optimo を鎖骨下動脈に容易に挿入することができる。

　問題は、いかにして 8Fr/Optimo を標的 CCA に誘導するか、であった。標的血管が「右 CCA」「Type 1 の左 CCA」または「Bovine type の左 CCA」であった場合、Push-in テクニックによって 8Fr/Optimo を標的 CCA に誘導することはできる。課題は、「Type 3 の左 CCA」への 8Fr/Optimo の誘導にあった。このような症例においては、インナーカテーテルを左 ECA に誘導すること自体が難しい可能性が高く、仮に左 ECA にインナーカテーテルを誘導することができたとしても、8Fr/Optimo 追従時にシステムが大動脈弓内に滑落してしまう可能性が高い。

　そこで我々は、Type 3 の左 CCA に対する 8Fr/Optimo の誘導成功率を高めるために、機器開発を含む「2 つの技術」を考案し、有用であったので解説する。

2 SHINSHU8 を使用した「追い越し法」（花岡）

　ガイドワイヤー挿入時の Simmons 形状インナーカテーテルの大動脈内への滑落を防止するために、支持性を向上させた新たな Simmons 形状の SHINSHU8（メディキット）を開発した。

　SHINSHU8 は先端の Simmons 形状部分が 4Fr（先端部）、5Fr（折り返し部）、6Fr（手元部）とテーパリング構造となっており、折り返し長は 8.0cm と長い。折り返し部分を長いものは短いものと比較して、ワイヤー挿入時に Simmons 形状が直線化しにくく、大動脈弓内に滑落しづらい。さらに、折り返し部分が長いほど、CCA 血管壁とカテーテルとの接触面積が大きくなり、摩擦抵抗が上がるためワイヤー挿入時にカテーテルが滑落しにくい。また、先端部分が 4Fr と細径となっていることで、ワイヤーとの ledge が少なくなるためカテーテル先端部の長軸方向に向かってワイヤーを効率よく進めることができる。

SHINSHU8 を Pull-back テクニックによって左 CCA に十分に挿入することができれば、ワイヤー挿入時に大動脈弓内にシステムが滑落することはほぼ生じない。SHINSHU8 を左 CCA にカニュレーション後、ハーフスティッフワイヤーを左 ECA に誘導する。これにより、インナーシステムの支持性が高まる。さらに腕頭動脈と左 CCA とのなす角度も広げることができる。その結果、SHINSHU8 を左 ECA に誘導せずにそのままの位置（左 CCA）で維持して、8Fr/Optimo が SHINSHU8 を「追い越す」ようにして左 CCA に進ませることができる（追い越し法）。以下に解説する（図1）。

① 8Fr/Optimo からスタンダードワイヤー先行で SHINSHU8 を上行大動脈に進める（図1a）。
② スタンダードワイヤーを十分に下行大動脈に進める（図1b）。
③ SHINSHU8 を追従させ上行大動脈内にて反転させる（図1c）。
④ SHINSHU8 の先端を左 CCA 起始部に挿入し、撮影する（図1d）。
⑤ ロードマップ下に SHINSHU8 を Pull-back して左 CCA に十分に挿入する（図1e）。
⑥ ハーフスティッフワイヤーを十分に左 ECA に進める（図1f）。
⑦ SHINSHU8/ワイヤーをこの位置で把持、固定して 8Fr/Optimo を Push-in して左 CCA に誘導する（図1g）。
⑧ 8Fr/Optimo を少し引き抜いてたわみをとってから透視を見ながら SHINSHU8/ワイヤーを抜去、8Fr/Optimo に kinking がないか確認する（図1h）。

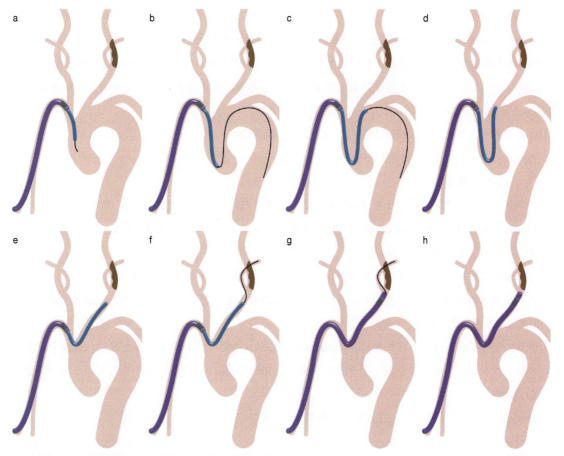

図1　SHINSHU8 を使用した「追い越し法」

- 折り返し長が8.0cmと長いために、大動脈内の反転時に動脈壁に対して愛護的な操作が必要である。
- ワイヤーをハーフスティッフタイプに入れ替えると、腕頭動脈と左CCAのなす角度が拡大し、8Fr/Optimoは上がりやすくなる。
- インナーシステムを8Fr/Optimoから抜去する際に8Fr/Optimoが「押し込み気味」であった場合、折り返し部分でkinkingしてしまうことがある。そのため、8Fr/Optimo留置予定位置よりも少し遠位部に誘導したのち、Optimoを少し引き抜いてからインナーシステムを抜去するとよい。
- シンプルな手技であり有用だが、腕頭動脈と左CCA近位部が平行に近接して並走している症例（特に並走している距離が長ければ長いほど）では、ワイヤーが上がらなかったり、ワイヤーが上がったとしても8Fr/OptimoをPush-inした際に追従しなかったりする可能性はある。

3 5/6Fr ロングネックシモンズを用いた Balloon anchoring テクニック（小山）

　極端な Type 3 アーチにおいても左 CCA に確実に 8Fr/Optimo を挿入するためにマイクロバルーンシステムを挿入することができる Simmons 形状インナーカテーテル（ロングネックシモンズ 5/6Fr、メディキット）を開発した。従来のロングネックシモンズ 4/6Fr の先端を 5Fr に拡大し、全長を 144cm から 132cm に短縮した。ロングネックシモンズ 5/6Fr には Optimal wire を通過させることができるが、実際には Optimal wire のみではワイヤーがやわらかいためロングネックシモンズ 5/6Fr の先端折り返し部を通過させることができない。そのため、Optimal wire に Carnelian PIXIE（東海メディカルプロダクツ）を装着しておく必要がある。ロングネックシモンズ 5/6Fr を用いた Balloon anchoring テクニックを以下に解説する（図 2）。

① ロングネックシモンズ 5/6Fr を左 CCA に挿入する（図 2a）。

② Optimal wire を PIXIE に通したシステムを facial artery または lingual artery に進める（図 2b）。

③ バルーンを拡張する（図 2c）。

④ ロングネックシモンズ 5/6Fr を Push-in して大動脈弓内にてあえてたわませる（図 2d）。

⑤ Optimal wire/PIXIE のみ引き抜くとロングネックシモンズ 5/6Fr は左 CCA に上がり、システムの「たわみ」が消失する（図 2e）。

⑥ この段階でロングネックシモンズ 5/6Fr を Push-in して左 ECA に進める（図 2f）。

⑦ ロングネックシモンズ 5/6Fr/Optimal wire/PIXIE を固定・把持して、8Fr/Optimo を Push-in で左 CCA に進める（図 2g）。

⑧ 十分に 8Fr/Optimo を上げた後に、Optimo を少し引き抜いてたわみをとった後に、透視を見ながらロングネックシモンズ 5/6Fr と PIXIE を抜去、8Fr/Optimo に kinking が生じていないか確認する（図 2h）。

⑨ Optimal wire を deflate して左 CCA に引き抜く（図 2i）。

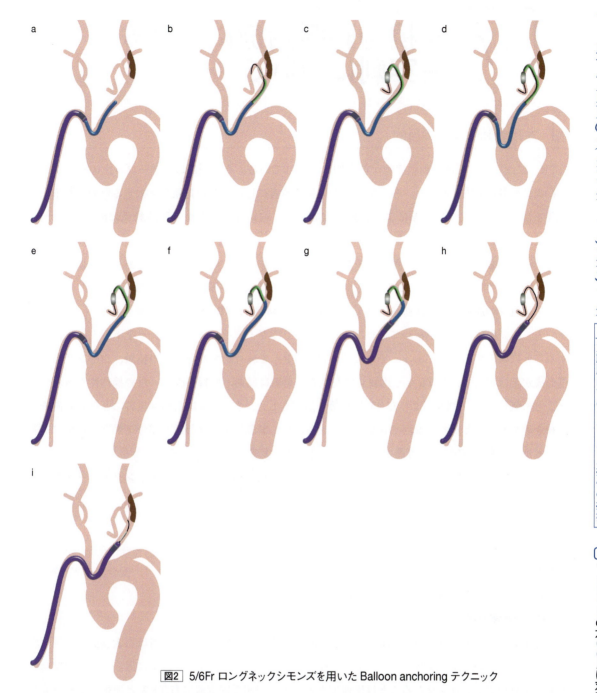

図2 5/6Fr ロングネックシモンズを用いた Balloon anchoring テクニック

- Optimal wireを回転させる際にトルクが伝わらない場合はPIXIEを回転させるとOptimal wireも回転することがある。
- Optimal wireの誘導はfacial arteryまたはlingual arteryのうち、より発達したほうを選択している。
- Optimal wire はfacial/lingual arteryが下方に向かう部分まで挿入しinflateしている。この位置でバルーン拡張すると固定力が増し、より安定すると考えている。

（小山淳一・花岡吉亀）

07 経橈骨動脈治療における左穿刺について

1 左橈骨動脈穿刺の目的

　TRA において、右橈骨動脈穿刺が標準的に行われている。その理由は、テーブル上の患者から見て右側に術者が位置するため、右大腿動脈と同様に術者に近い右橈骨動脈を選択するためである。

　我々は 2017 年より右 TRA による治療を開始した。右鎖骨下動脈から腕頭動脈に沿って下行し、その後に CCA 内では上行するという TRA に特有なルートであることから、Simmons 型ガイディングカテーテルを多用した。その際、シモンズ形状を安全に形成することが重要であり、逆にシモンズ形状を再形成することができれば CCA へのアプローチはほぼ完遂したと言える。右 TRA によるシモンズ形成法の詳細な方法は別ページ〔1 章 05　図 7（p41）・図 10（p45）〕を参照されたい。

　一方、腕頭動脈分岐部が極めて低い Type 3 症例ではガイディングカテーテルを下行大動脈に誘導することに難渋することがある。そこで筆者は左 TRA を施行してみた。その結果、シモンズ形状の再形成が実は容易で、右 TRA と比較して左鎖骨下動脈は屈曲・蛇行が少ないため操作性が優れていることに気付いた。2020 年より左 TRA を第一選択とした。左 TRA は右利き患者にとって術直後より利き手を使うことができる点で有益である。さらに、緊急手術で異所性左鎖骨下動脈の症例に遭遇しても両側 CCA への誘導は可能であり、その汎用性を実感した。

　ここでは、左 TRA 500 余例の経験より、セッティング、Simmons 型ガイディングカテーテルの使用方法について述べる。

2 左 TRA のセッティング

　左右問わず、TRN において「セッティング」は重要である。ポイントは「1. 安全、確実な穿刺」「2. 術者に優しいポジショニング」である。

1. 安全、確実な穿刺

　後述するカテーテル操作の際、患者の左手を腹上に置くことによって、術者は右大腿動脈穿刺の場合とほとんど変わらない姿勢でカテーテルを操作できる。しかし、左手を腹上に置いた状態で穿刺しやすい手首のポジションをとることは困難である。そこで左手固定前に右 TRA と同様のポジションで穿刺するようにしている。術者は患者の左側に立ち、左前腕を体幹より約 30° 外旋して穿刺しやすいように手首を固定してから、穿刺部をドレーピングする（図 1）。必ずエコーガイドで穿刺している。モニターは術者が見やすい患者の左肩周囲に置く。22G 針で穿刺し、0.018 inch の細径ワイヤーを用いて、4Fr シース /7（メディキットスーパーシース）を留置している。患者の不安や疼痛が血管攣縮の誘因となるため、局所麻酔での治療の際には十分な鎮痛・鎮静を行うべきである。

2. 術者に優しいポジショニング

　左前腕に 4Fr シース留置後、ドレープごと左手首を腹上へ移動する。穿刺部が術者に近づくほど

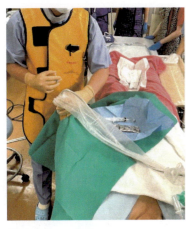

図1 安全、確実な穿刺

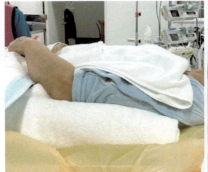

図2 術者に優しいポジショニング

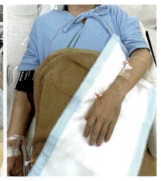

カテーテル操作が容易になるが、肘を強く屈曲させて前腕を近づけると上腕動脈から橈骨動脈にかけて屈曲する。その結果、カテーテル誘導が困難となり血管壁へのストレスが強くなることで血管攣縮を誘発し、ワイヤー穿通による血管損傷を起こしかねない。そこで「肘関節を屈曲させるのではなく、肩関節を内転させる」ことを重視している。左肩から上腕の下にタオルなどの台を置いて上腕を内転させ、肘関節の屈曲を最小限に抑えている(図2)。前腕の固定は不要となり、テープ固定による褥瘡などの合併症を回避できる。最後に前述のドレープの上から全身をドレーピングし、ガイディングカテーテルに入れ替える。

3 ガイディングカテーテルの選択

前方循環病変への左TRAにおいてストレート型ガイディングカテーテルの誘導は容易でないため、基本的にはSimmons型ガイディングカテーテルを使用する。日本国内で使用できるものはメディキット社のAxcelguide Stiff-JとMSKの2種類である。前者はシモンズ形状が「J型」で、折り返し長に複数のタイプ(5.5-13.0cm)があるのに対し、後者は「U型」で折り返し長は5.0cmと7.5cmの2種類である。我々は通常、MSKの折り返し長5.0cmを使用している。理由として、①シモンズ2カテーテルと同様な形状であるため、診断カテーテルと同様に扱うことができる点、②「U」型形状により安定性が高く、折り返し長が短いためにSimmons型を形成しやすい点が挙げられる。一方、折り返し長が短いためにDACを遠位誘導中に大動脈内へのMSKの滑落が危惧されるが、動脈硬化性疾患に対する血行再建術を含めた標準手技において滑落したことはない。

4 Simmons型ガイディングカテーテルの誘導方法

6Fr MSK(折り返し長5.0cm)ガイディングシースの誘導法について解説する(図3)。
①左前腕に留置された4Frシースから橈骨動脈撮影を行う。撮影は肘関節まで含め、高度な血管攣縮、radial loop、brachioradial arteryの有無を確認する。
②Radial cocktail(硝酸イソソルビド2.5mg、ベラパミル2.5mg、ヘパリン5,000単位)を動注する。

マッピング下にスタンダードワイヤー/180を上腕部まで誘導し、ワイヤーを残して4Frシースを抜去する。穿刺部に小切開（3-4mm）を加える。

③ワイヤーを軸にダイレーターを装着させたMSKを左鎖骨下動脈まで誘導し、ダイレーターおよびワイヤーを抜去する。6Frピッグテールカテーテルをガイディングシースに挿入し、ワイヤー先行で大動脈弓内に誘導する。ピッグテールカテーテルは左鎖骨下動脈のカーブに沿って進め、大動脈弓部で下行大動脈方向へ先端を向ける。ワイヤーを横隔膜のレベルまで進め（図3a）、ピッグテールカテーテルを追従させる（図3b）。

④MSKをシモンズ形状の屈曲点が大動脈弓内に位置するまで追従させる。MSK自体にマーキングはないが、曲がり方で屈曲点を判断することができる（図3c）。

⑤ワイヤーおよびピッグテールカテーテルをMSKのシモンズ屈曲点まで引き抜く（図3d）。完全に抜去せず、シャフトとしてMSK内に留めることで操作性が向上する。

⑥回転させながら押すことでMSKが折れ曲がりながら上行大動脈へ進み、シモンズ形状が再形成される（図3e・f）。

⑦ワイヤーのみ抜去し、撮影によりMSK先端が標的血管に向かっていることを確認しつつ、引き上げることにより標的血管に挿入する（Pull-back法[1]）。

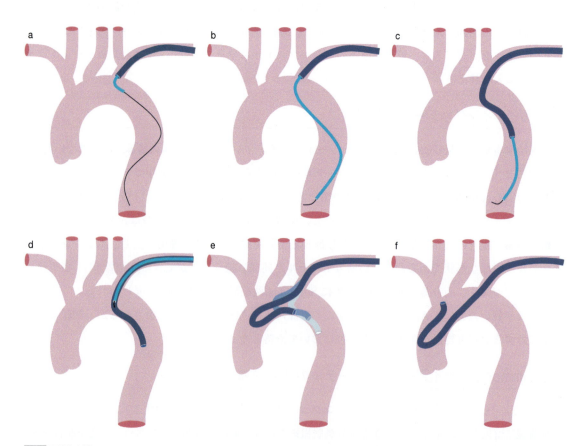

図3 誘導方法

左鎖骨下動脈の低位分岐や外側に蛇行する場合の対処法

上記の場合、MSKの先端部分が大動脈弓部内側縁に接することなく下行大動脈内に進み、シモンズ形状を再形成することができないことがある(図4a)。そのような場合にはInterchange techniqueを使用していたが[2]、最近では簡便なシース挿入法で対応している。付属のダイレーターシースをMSK屈曲部まで挿入することによりMSKが直線化して上行大動脈方向へ向き、そのまま押すことによりシモンズ形状を再形成することができる(図4b)。

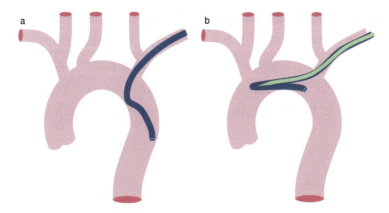

図4 誘導方法(その2)

謝辞:本稿執筆にあたり、ご協力いただいた聖マリアンナ医科大学西部病院脳神経外科・佐瀬泰玄先生、日高岳先生に心より御礼を申し上げます。

(伊藤英道)

引用・参考文献
1) Hanaoka Y, et al: Transradial stenting with 6Fr modified Simmons guiding sheath for stenosis of the common carotid artery. JNET 12: 573-9, 2018.
2) Ito H, et al: Left transradial neutointervention using the 6-French Simmons guiding sheath: Initial experiences with the interchange technique. World Neurosurg 152: e344-51, 2021

08 TRNの「止血」
―最後までこだわる！―

1 はじめに

　私自身、患者として脳血管内治療を受けたことはなく、術後に患者自身が実際に感じる思いはわからないが、目を閉じてTFN術後を想像してみた。ベッド上仰臥位を強いられて、鼠径部を強く圧迫されて、しかも定期的に鼠径部を観察されて長時間を過ごす。「大変であろう」ということは容易に想像できる。たとえTFNで穿刺部を含めた合併症がなく治療が終わったとしても、実際患者の立場からするとさらにここからが「大変」なのである。TRNによって得られる明確な恩恵として、「安静は不要」かつ「止血が容易」なことが挙げられる。「止血が容易」である点は、患者だけではなく我々術者にとっても大きな恩恵であり、TRNによって術者は枕を高くして眠ることができるようになったのである。

2 TRNの止血の実際（WEB・1）

　「止血が容易」といっても、最後まで気を抜かずに手技を実施してほしい。不適切な止血により「橈骨動脈閉塞」を来しやすくなるからである。橈骨動脈閉塞を生じてしまうと、次回その穿刺部からアクセスすることができなくなってしまう。我々は専用の止血デバイスを使用して止血している。dRAに対しては「PreludeSYNC DISTAL」（メリットメディカル）、cRAに対しては「とめ太くん」（ゼオンメディカル）、「TRバンド」（テルモ）、「ブリードセーフ」（メディキット）を使用している。「PreludeSYNC DISTAL」には「右dRA用」と「左dRA用」の2種類がある。橈骨動脈閉塞の予防には、①穿刺部の血流を完全に阻血せずに血流がある状態で止血すること（Nonocclusive hemostasis, Patent hemostasis）、②長時間の圧迫を避けること（数時間程度の圧迫が望ましい）、が推奨されている。つまり、「最小の圧迫」で止血を開始して、かつ「数時間程度で止血を完了」させることが橈骨動脈閉塞予防の観点から重要とされている。実際に我々の経験として、圧迫が強すぎると却って止血までに時間がかかってしまうことや、不必要に強い圧迫によって患者に不要なストレスを与えてしまうように感じている。

　以下に、dRAに対する我々の止血法を紹介する。TRN後に橈骨動脈が開存しているかを、治療翌日と退院時、初回外来受診時に確認し、止血に関してはfeedbackするようにしている。

①第一指にパルスオキシメーターを装着する（図①）。穿刺側用のPreludeSYNC DISTALを使用する。バルーン上の「○」のマークが血管穿刺部と一致するように皮膚穿刺部よりも1-2mm近位側となる位置で、1と2のバンドを手首に固定する。再度この「○」のマークと血管穿刺部位が一致しているか確認する。第一指と第二指の間を通して3のバンドを固定する。

②専用のシリンジを使って10mLのAirをバルーンに入れる（図②）。

③「○」のマークと血管穿刺部位がずれていないか確認する。ずれていたらベルトを調整してやり直

す（図③）。
④シースを抜去、出血していないか確認する（図④）。
⑤専用のシリンジを使って出血するまでゆっくり Air を引いていく（図⑤）。
⑥少し出血が確認されたら、その時点から 2mL の Air を入れ、止血されていることを確認する。尺骨動脈を用手的に圧迫してパルスオキシメーターの波形を観察する（図⑥）。波形が見られた場合はその状態で病棟に帰室する。波形が消失していた場合、さらに 1mL の Air を引き抜く。出血した場合は 1mL Air を追加して止血、病棟に帰室する。1 時間ごとに 2mL ずつ Air を引き抜き、完全にバルーン内の Air が消失するまでこれを繰り返す。バルーン内の Air が完全消失しても PreludeSYNC DISTAL はそのまま装着しておく。翌朝、PreludeSYNC DISTAL を抜去する。穿刺部の拍動を確認する。退院時、初回外来受診時にも拍動の有無を確認する。

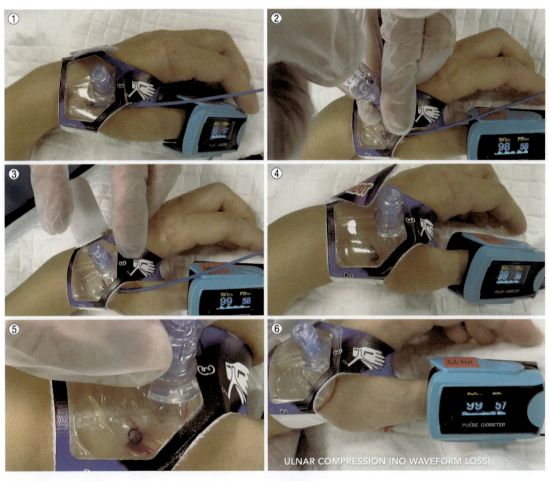

図　TRN の止血手順

（花岡吉亀）

2章

難易度別
TRN症例集

01 TRNのセッティング

1 IVRワーキングテーブル（図1、2）

　TFAの時代からカテーテル操作を安定させるためにワーキングテーブルを使用してきたが、アプローチをTRAに変更後にワーキングテーブルに改良を加えた。改良点は、①穿刺部とテーブル面の段差を解消するために「ブリッジングテーブル」を開発、②ブリッジングテーブルを固定するためのレール溝をワーキングテーブルに作成、③カテーテルをブリッジングテーブルに固定するための「マグネット式固定装置」の開発である。さらにテーブル上でカテーテルを固定する「スライディングベース」などを併せてIVRワーキングテーブル（ミズホ）を完成させた。信州大学医学部附属病院と、

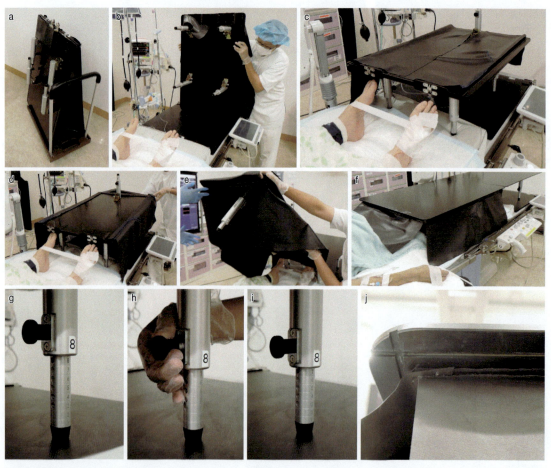

図1 設置の様子
IVRワーキングテーブルは折り畳み式で専用カートに収納される（a）。4本の支持脚を立ててから、ベッドに乗せる（b-d）。テーブルを拡げて、残る1本の支持脚を両大腿内側に立てる（e）。それぞれの支持脚の高さを調節して、患者の体に触れないようにフラットにする（f-i）。テーブルの裏面にはブリッジングテーブルやスライディングベース取り付け用のレール溝がある（j）。
※本テーブルには放射線防護用のシートが後付けで取り付けられている。

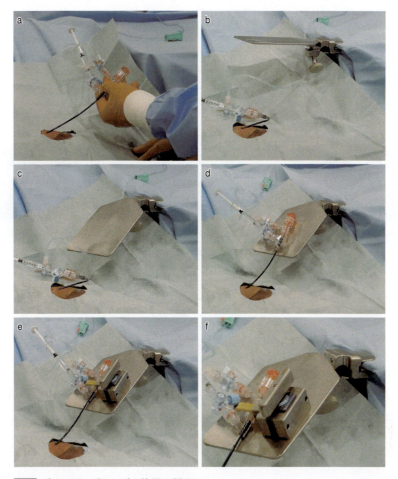

図2 ブリッジングテーブル使用の様子
①橈骨動脈穿刺部からワーキングテーブル面までに段差と距離があり、カテーテルが不安定（a）。
②ブリッジングテーブルをワーキングテーブルに固定（b）。
③ブリッジングテーブルの角度を調節し固定（c）。
④カテーテルをブリッジングテーブルに乗せる（d）。
⑤マグネット固定装置でカテーテルをブリッジングテーブルに固定（e）。
⑥レバーを回転することでマグネット固定装置は取り外せる（f）。

小林脳神経外科病院、伊那中央病院で施行されたすべての症例においてTRNでIVRワーキングテーブルが使用されている。

2 全身麻酔と持続動脈圧監視ライン（図3）

TRNは基本的に全身麻酔で施行している。主なアクセスルートは右TRAであるが、左TRAに変更あるいは左TRAを追加する可能性を考慮して、持続動脈圧監視ライン（A-line）は足背動脈に挿入している。足背動脈にA-lineを留置する際にもエコーガイド下で穿刺することを心掛けており、その経験は橈骨動脈穿刺の成功率を上げることに寄与している。

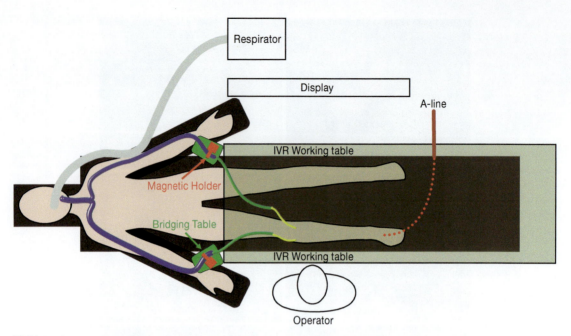

図3 TRNのセッティング

(小山淳一・花岡吉亀)

02 「TRN 症例集」の見方

I 各症例における「戦略検討」と「技術難易度」

本書では、各症例に対する「我々の見解」と「我々が実際に感じた治療難易度」を読者が臨場感を持ってシンプルに理解できるよう工夫した。

TRA に対する我々の思考を「戦略検討」として4つに分類し、各項目に対する難易度を「技術難易度」として3段階のレベルに分類した。

4つの「戦略検討」に関する詳細は以下に説明する。「技術難易度」は「Standard skill Ⓢ」「Moderate skill Ⓜ」「Advanced skill Ⓐ」として視覚的に示した。

戦略検討

○ 病変
病変に対する治療方法を検討。治療に必要なガイディングシステムの構成や治療に使用するデバイスに応じて難易度は変化する。

○ 橈骨動脈
橈骨動脈径が使用するシース径に十分であるか検討。
橈骨動脈径が小径であるほど、難易度は上昇する。

○ 穿刺側と標的血管
穿刺側と標的血管を検討。
右 TRA による左前方循環病変、左 TRA による前方循環病変、両側 TRA では難易度は上昇する。

○ 大動脈弓部
大動脈弓、腕頭動脈、CCA、左鎖骨下動脈の解剖学的情報からガイディングシステムを誘導するテクニックを検討。
大動脈弓の Type、両側 CCA や左鎖骨下動脈の分岐角度等に応じて難易度は変化する。

技術難易度

技術難易度	Ⓢ	Ⓜ	Ⓐ
	Standard skill	Moderate skill	Advanced skill

図 「戦略検討」と「技術難易度」

Ⅱ　交差法による立体視可能な画像提示

・2枚ないし3枚の横並びの画像は交差法による立体視が可能である。

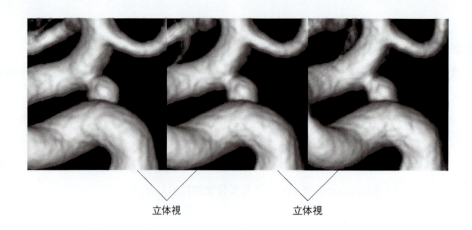

立体視　　　立体視

Ⅲ　QRコードから回転画像や血管撮影動画を見ることが可能

・画像の右のQRコードを読み取ることで、専用サイトにて動画を閲覧することができる。詳しい視聴方法については、p234の「WEB動画の視聴方法」をご参照いただきたい。
文中では、**WEB・**と記載している。

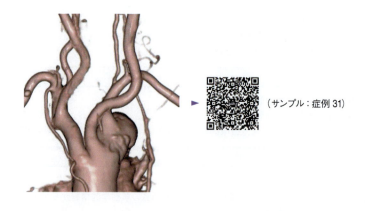

（サンプル：症例31）

Ⅳ　基本的なガイディングシース挿入法を動画で学ぶことが可能（アクセス動画）

・「アクセス動画」のQRコードを読み取ることで、ガイディングシースを標的血管に挿入する実際の動画を閲覧することが可能である（計7症例）。文中では、**WEB・（アクセス動画）**と記載しており、QRコードは下部に「アクセス動画」と表示されている。

（サンプル：症例32）

アクセス動画

64

V オーベン社サイトでの動画閲覧

・〈脳血管内治療のための「動画の教科書」〉を謳う「GSNET」等を運営するオーベン株式会社（https://www.oben.jp）が、編者とともに本書のために制作した動画を別途、ご用意しています。同社の規約に則り、動画を見ることができます（計2症例）。詳しくは、本書に挟み込みのチラシ、または下記より、ご確認ください。

オーベン特設サイト
▼

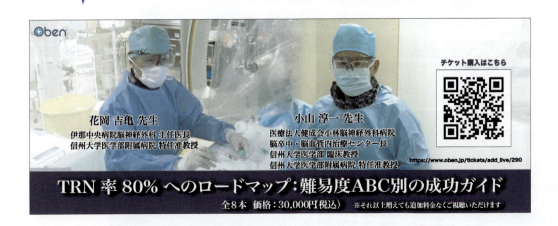

※本動画は、オーベン株式会社が編者とともに独自に制作したものです。
※株式会社メディカ出版では、こちらの動画については関与していないため、問い合わせなどは下記にお願いいたします。

問い合わせ先：oben_contact@oben.co.jp

VI 「TRN症例集」の記載について

　以降の「TRN症例集」はいずれも、小山淳一・花岡吉亀・中村卓也の共著によるものである。また、イラストレーションはすべて、小山淳一が作成した。できるだけ簡潔に表記するため、適宜、略語等を用いている。略語については巻末の略語集（p238-）をご参照いただきたい。

症例 01 未破裂右内頸動脈前壁動脈瘤

頭痛精査にて発見された右内頸動脈瘤

術前検査

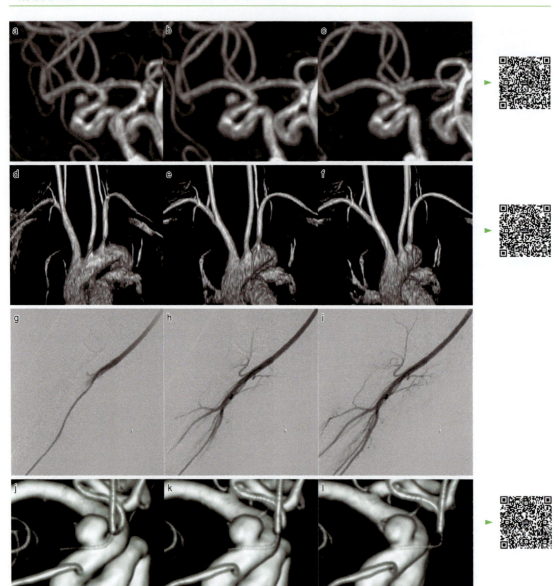

図1 術前画像

所見

▶ MRA にて右 ICA に上方に突出する動脈瘤を認める （図 1a-c） **WEB・❶**

▶ MRA にて大動脈弓は Type 2 （図 1d-f） **WEB・❷**

▶ 右 CCA と鎖骨下動脈のなす角度は急峻ではない （図 1d-f）

▶ 右橈骨動脈径は 4Fr シースよりも大きいが、ワイヤー挿入で攣縮あり （図 1g-i）

▶ 動脈瘤は眼動脈とは関連しておらず、C2 に存在 （図 1j-i） **WEB・❸**

▶ 瘤径は高さ 3.7mm、幅は 4.6mm × 4.3mm、ネック 2.7mm （図 1j-l）

評価

▶ 動脈瘤の形状から、適切な位置にマイクロカテーテルが挿入できればシンプルテクニックによるコイル塞栓は可能と判断

▶ 橈骨動脈は攣縮しやすく、大口径ガイディングシースの挿入はリスクを伴う

▶ 右 CCA と鎖骨下動脈のなす角度は急峻ではなく、Push-in テクニックによるガイディングシースの誘導は可能

▶ CCA、ICA に強い屈曲がないため、DAC を遠位に誘導することは可能

戦略検討と技術難易度

(S) シンプルテクニックによるコイル塞栓

▼

(M) 右橈骨動脈はスパズムを来しやすく、3Fr ガイディングシースを選択

▼

(S) 右 CCA と鎖骨下動脈のなす角度は急峻ではない

▼

(S) Push-in テクニックにて 3Fr ガイディングシースを右 CCA に誘導

治療戦略

1. 3Fr/Stiff-J-6.5 を右 CCA に誘導
2. TACTICS を petrous portion 水平部に誘導
3. シングルカテーテルにてコイル塞栓

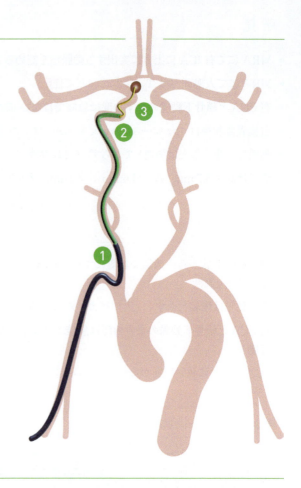

治療記録

　全身麻酔下に治療を実施した。エコーガイド下に右 dRA を穿刺し 3Fr シース/11 を留置した。シース撮影を行った（図2①）。ロードマップ下に Medikit ワイヤー/150 を進め、3Fr/Stiff-J-6.5 にエクスチェンジした。3Fr/Stiff-J に付属の SY-2 を挿入し、Pull-back で右 CCA に挿入した。SY-2 にて右 CCA 撮影を行った。ロードマップ下に ECA に進め、Push-in にて 3Fr/Stiff-J-6.5 を CCA に進めた（図2②）。ロードマップ下に Synchro/215、HW17、ヒートシェイプした TACTICS/125 を組み、TACTICS を petrous portion 水平部に誘導した（図2③）。TACTICS/125 から 3D 撮影を行い、ワーキングアングルを決定した（図2④・⑤）。HW17 にヒートシェイプを加え、瘤にアプローチすると安定した。Target XL 360 SOFT 3×9、Target XL 360 SOFT 3×6 を挿入した（図2⑥）。塞栓後の 3DRA では良好な塞栓が確認された（図2⑦）。シース抜去前の橈骨動脈撮影では強い血管攣縮を認めたが、明らかな血管損傷はなかった（図2⑧）。術後 MRA では動脈瘤は描出されない（図2⑨・⑩）。

ポイント

▶ 右 TRA で、3Fr シースを右 CCA に挿入して治療を行った。3Fr/Stiff-J-6.5、TACTICS によるシステムは術中安定しており、マイクロカテーテルのハンドリングは良好であった。

▶ TACTICS を挿入した状態でも 3Fr/Stiff-J-6.5 から CCA 撮影を得ることができる。術中撮影は可能であり、動脈瘤の描出も良好であった。

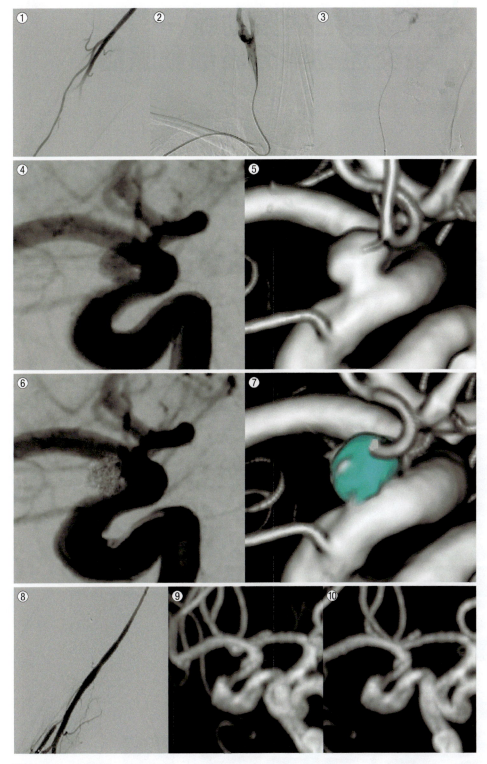

図2 術中・術後画像

69

症例02 未破裂右内頚動脈—後交通動脈分岐部動脈瘤

頭蓋内精査目的で発見された右内頚動脈瘤

術前検査

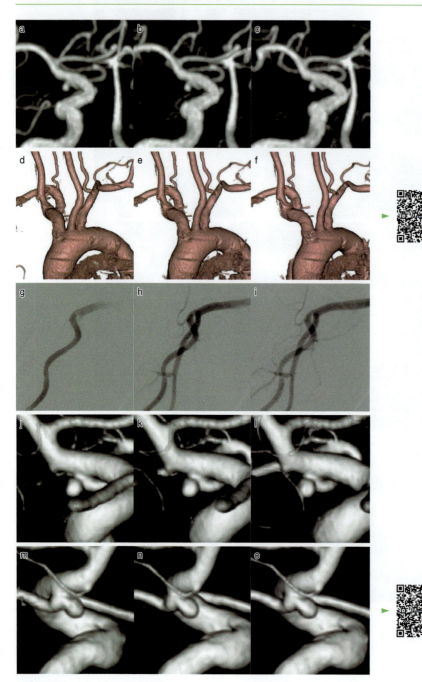

図1 術前画像

所見

- ▶ MRA にて右内頚動脈−後交通動脈分岐部動脈瘤を認める (図 1a-c)
- ▶ MRA では大動脈弓は Type 1 (図 1d-f) **WEB·❶**
- ▶ 右 CCA 起始部はアルファ形状 (図 1d-f)
- ▶ 右橈骨動脈径は 4Fr シース径より大きい (図 1g-i)
- ▶ 動脈瘤径は高さ 3.1mm、幅 2.6 × 3.0mm、ネック 1.8mm (図 1j-o) **WEB·❷**

評価

- ▶ 右鎖骨下動脈から右 CCA へはアルファ形状でありアクセスは容易
- ▶ 橈骨動脈径は十分に発達している
- ▶ 動脈瘤の突出方向は ICA に対して 90° 傾いている
- ▶ マイクロカテーテルをシェイピングしシンプルテクニックにてコイル塞栓可能

戦略検討と技術難易度

Ⓢ シンプルテクニックによるコイル塞栓

▼

Ⓢ 右橈骨動脈径は十分に発達

▼

Ⓢ 右鎖骨下動脈の遠位側から右 CCA への誘導は容易

▼

Ⓢ ストレート形状の 4Fr ガイディングシースを右頚部内頚動脈に誘導

治療戦略

1. 右橈骨動脈から 4Fr FUBUKI DK/90 を右頚部内頚動脈に誘導
2. TACTICS/125 をできる限り遠位に誘導
3. HWDUO にてコイル塞栓

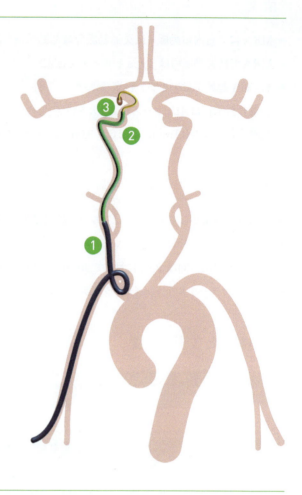

治療記録

　全身麻酔下、エコーガイド下に右 dRA を穿刺し、4Fr シース/17 を挿入した（図2①）。4Fr/Cerulean/133 を右鎖骨下動脈に進め、Stiff ワイヤー/300 を用いて 4Fr FUBUKI DK/90 にエクスチェンジした。4Fr/Cerulean/133 を 4Fr FUBUKI DK/90 に挿入し、右鎖骨下動脈から逆行性に撮影し（図2②）、右 CCA に誘導するためのロードマップを作成した。SURF/180 を先行させて 4Fr/Cerulean/133 を右 CCA に進めた（図2③）。ロードマップをアップデートして、4Fr/Cerulean/133 を右 ICA に進め、SURF/180 を Stiff ワイヤー/300 に変更し、Push-in にて 4Fr FUBUKI DK/90 を頚部内頚動脈に誘導した（図2④）。ロードマップをアップデートして、Synchro/215、HWDUO、スチームシェイプした TACTICS/125 を組み、TACTICS/125 を C4 に進めた（図2⑤）。3DRA を行い（図2⑥-⑧）、ワーキングアングルを決定した（図2⑨）。HWDUO にスチームシェイプを加え、動脈瘤に挿入した。Target XL 360 SOFT 2×3（図2⑩）、Target Tetra 1.5×2 を留置し（図2⑪）、治療を終了した。塞栓後 3DRA 画像（図2⑫）（WEB▶③）。シース抜去前の橈骨動脈撮影（図2⑬）。術後 MRA にて動脈瘤の描出なし（図2⑭⑮）。

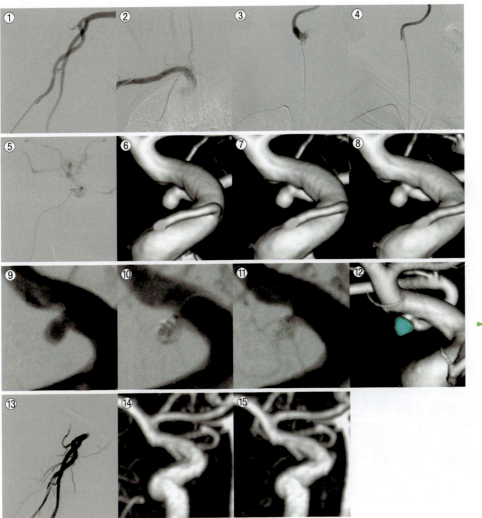

図2 術中・術後画像

ポイント

▶ 術前撮影から6Frシースも十分に可能な橈骨動脈径があったが、4Frシステムにてコイル塞栓を行った。
▶ 右鎖骨下動脈から右CCAにアクセスしやすい形状であったのでストレート形状のガイディングシースを用いた。

オーベン社制作の関連動画あり。P65参照。

症例 03 未破裂右中大脳動脈瘤

画像フォローアップにて確認された増大する不整形右中大脳動脈瘤

術前検査

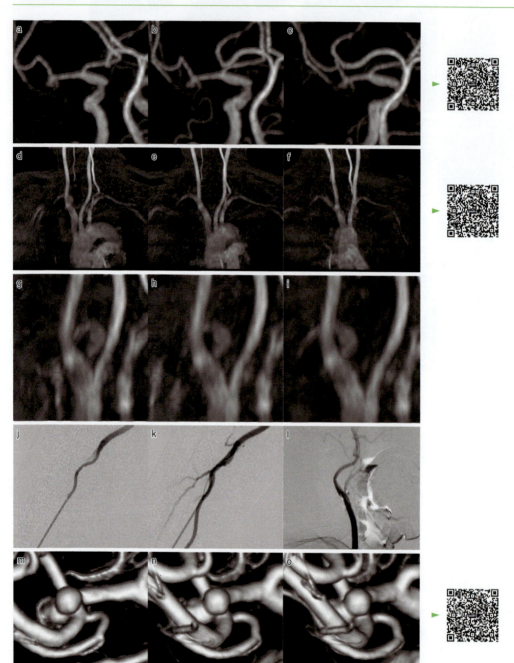

図1 術前画像

所見

- ▶ MRA にて右 M1-2 分岐部（short M1）に動脈瘤を認める（図1a-c）（**WEB·❶**）
- ▶ MRA にて大動脈弓は Type 3（図1d-f）（**WEB·❷**）
- ▶ 左前斜位：右鎖骨下動脈近位部と右 CCA はアルファ形状（図1g-i）
- ▶ 右橈骨動脈径は 4Fr シースと同等（図1j・k）
- ▶ 右 CCA から頸部内頸動脈にかけて強い屈曲はない（図1l）
- ▶ 動脈瘤は不整形で二瘤状となっている（図1m-o）（**WEB·❸**）

評価

- ▶ 動脈瘤の形状から、ダブルカテーテルテクニックまたはステント併用によるコイル塞栓が必要
- ▶ 橈骨動脈径から、6Fr ガイディングシースの挿入は困難
- ▶ 橈骨動脈に 4Fr ガイディングシースを挿入することは可能
- ▶ 4Fr ガイディングシースを頸部内頸動脈に誘導した上でダブルカテーテルテクニックによるコイル塞栓は可能
- ▶ しかし、頸部内頸動脈からのマイクロカテーテルの良好なコントロールは困難と予想される
- ▶ シングルカテーテルによる治療となるが、DAC を可能な限り遠位に誘導してマイクロカテーテルのハンドリングを安定させたい
- ▶ DAC を使用し、ステント展開後に Transcell テクニックによるコイル塞栓を行う

戦略検討と技術難易度

(M) ステントを展開し Transcell テクニックにてコイル塞栓

▼

(M) 右橈骨動脈径は 4Fr シースと同等

▼

(S) 右鎖骨下動脈と右 CCA がアルファ形状

▼

(S) ストレート形状 4Fr シースを Push-in テクニックにて右頸部内頸動脈に誘導

治療戦略

1. 4Fr FUBUKI DK/90 を右頚部内頚動脈に誘導
2. TACTICS をできる限り ICA の遠位側に誘導
3. シングルカテーテルでの治療
4. M2 から M1 に ATLAS を展開
5. Transcell テクニックにてコイル塞栓

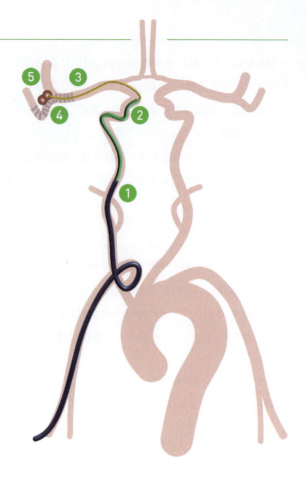

治療記録

　全身麻酔下にて治療を実施した。エコーガイド下にて右 dRA を穿刺し、4Fr シース/17 を留置した。シースから逆行性撮影を行った（図2①）。Medikit ワイヤー/150 を用い、4Fr FUBUKI/90 にエクスチェンジした。信州 98 を右 CCA に挿入し撮影した（図2②）。ロードマップ下に SURF/180 を先行して信州 98 を ECA に進め、4Fr FUBUKI/90 を CCA に進めた。再度 CCA 撮影を行い、ロードマップ下に 4.2Fr FUBUKI/130 を ICA に先行させ、4Fr FUBUKI DK/90 を ICA に進めた（図2③）。3D 撮影を行い、それぞれのドームを観察できる 2 つのワーキングアングル（A と B）を決定した（図2 ④・⑤）。Synchro/215 とヒートシェイプした HW17、TACTICS/125 を組み、後方のドームに HW17 が挿入できた。TACTICS は C3 まで挿入した。Target 360 SOFT 3 × 8 を挿入したがコイルが瘤内に安定しなかったため、ステント併用が必要と判断した。SL-10 を M2（inferior trunk）に進め、M2 から M1 に ATLAS 3 × 15 を展開した。マイクロカテーテルを HWDUO に変更し、Transcell にて瘤にアプローチした。ワーキングアングル（A）で観察しながら最初に前方のドームに挿入できたため、i-ED COIL ES 3.5 × 8、i-ED COIL SS 2 × 4 を挿入、留置した（図2⑥）。次に、ワーキングアングル（B）で観察しながら、後方のドームに HWDUO を再挿入し、i-ED COIL ES 3.5 × 8、i-ED COIL SS 1.5 × 3 を挿入して治療を終了した（図2⑦）。3DRA では良好な塞栓が確認された（図2⑧）（WEB・4）。シース抜去前の橈骨動脈撮影にて問題がないことを確認した（図2⑨）。

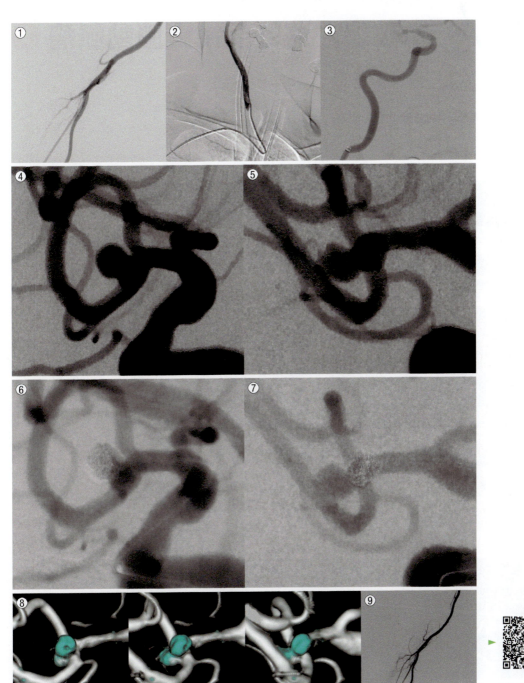

図2 術中・術後画像

ポイント

- 4Fr FUBUKI DK/90 は ICA に誘導できれば十分であったため、頸部内頸動脈までの誘導にとどめた。
- TACTICS/125 を C3 に誘導することができ、その結果マイクロカテーテルのコントロールは良好であり、Transcell テクニックにて 2 つのドームをそれぞれ選択してコイル塞栓することができた。

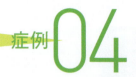 症例 04　未破裂左遠位部後大脳動脈瘤

頭痛精査にて発見された左後大脳動脈瘤

術前検査

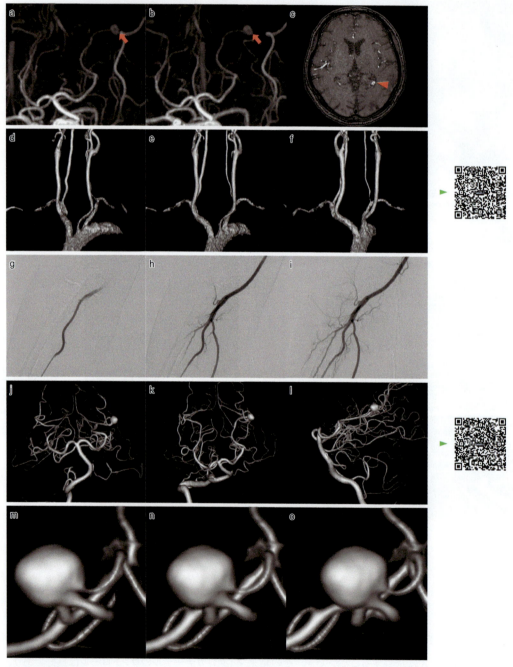

図1　術前画像

所見

► MRA にて左後大脳動脈末梢に動脈瘤を認める（図 1a・b：矢印、図 1c：矢頭）

► MRA では大動脈弓は Type 3（図 1d-f）（**WEB・❶**）

► VA は右側で発達（図 1d-f）

► 右鎖骨下動脈遠位側から右 VA のなす角度は鈍角（図 1d-f）

► 右橈骨動脈径は 4Fr シースよりも大きい（図 1g-i）

► 動脈瘤は鳥距動脈 / 頭頂後頭動脈分岐部に存在する（図 1j-l）（**WEB・❷**）

► 上方に分岐するのが鳥距動脈である（図 1m-o）

► 動脈瘤サイズは 6×5×5mm でワイドネックである（図 1m-o）

評価

► 動脈瘤は後大脳動脈の末梢に存在し、動脈瘤直前の母血管径は 1mm

► 鳥距動脈と頭頂後頭動脈径はいずれも 1mm 以下でありステントは使用できない

► コイル塞栓中に安定したマイクロカテーテル操作が必要である

► そのため DAC をできるだけ動脈瘤の近くに誘導する必要あり

► 右 VA に 4Fr ガイディングシースの誘導は可能：造影ルートと治療ルートを同軸で行うことができる

戦略検討と技術難易度

(M) シンプルテクニックによるコイル塞栓（動脈瘤は末梢に存在）

▼

(S) 右橈骨動脈径は十分に発達、3-6Fr ガイディングシースが挿入可能

▼

(S) 右鎖骨下動脈遠位側から右 VA への挿入は容易

▼

(S) Push-in テクニックで 4Fr ガイディングシースを右 VA に留置

治療戦略

1. 4Fr FUBUKI DK/80 を右 VA に誘導
2. Carnelian HF を左 P1 に誘導
3. Carnelian MARVEL を瘤内に挿入しコイル塞栓

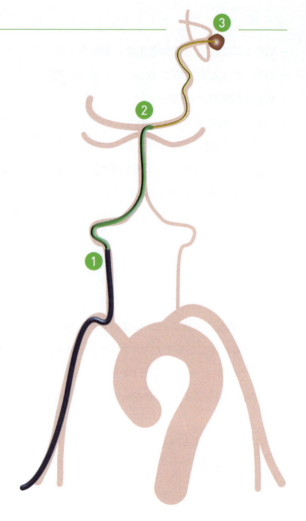

治療記録

　全身麻酔下に治療を実施した。頭部を右に回旋、右に tilt して固定した。エコーガイド下に右 dRA を穿刺し 4Fr シースを留置した（図2 ①）。4F FUBUKI DK/80 にエクスチェンジし、右鎖骨下動脈に進め、撮影した（図2 ②）。4Fr/Cerulean/133 をインナーカテーテルに用いて 4F FUBUKI DK/80 を V2 に誘導した（図2 ③）。Carnelian HF、Carnelian MARVEL、Synchro /215 を組み、左 P1 に Carnelian HF を誘導した（図2 ④-⑥）。3D 撮影を行い、ワーキングアングルを決定した（図2 ⑦-⑨）。ヒートシェイプした Carnelian MARVEL を動脈瘤に誘導した。Target 360 ULTRA 5 × 15 でフレームを作成しデタッチした。マイクロカテーテルの位置を適宜変えながら、Target 360 ULTRA 4.5 × 10、Target 360 NANO 2.5 × 4、Target 360 NANO 2 × 3、Target 360 NANO 1 × 2 を挿入して治療を終了した（図2 ⑩・⑪）。最終 3DRA 画像（図2 ⑫-⑭）（WEB・3）。シース抜去前の橈骨動脈撮影（図2 ⑮）。術後 MRA では動脈瘤の描出なく、母血管および分岐血管は温存されている（図2 ⑯-⑱：矢印）。

ポイント

▶ 末梢の病変であったが、DAC を含めた適切なカテーテルシステムの選択によって病変に到達可能であった。
▶ しかも、コイル塞栓中のマイクロカテーテル操作は可能であり、安定したシステムであった。

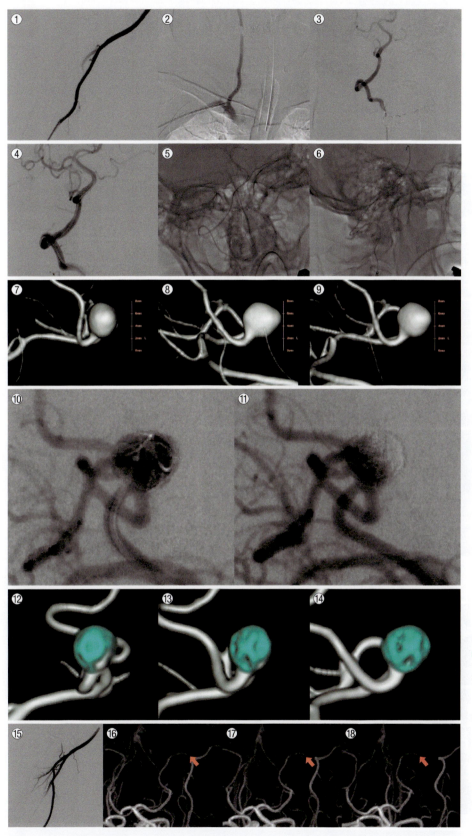

図2 術中・術後画像

81

症例 05 　脳底動脈分岐部動脈瘤

大動脈炎症候群により左頚動脈閉塞、左鎖骨下動脈が著しく狭小化

術前検査

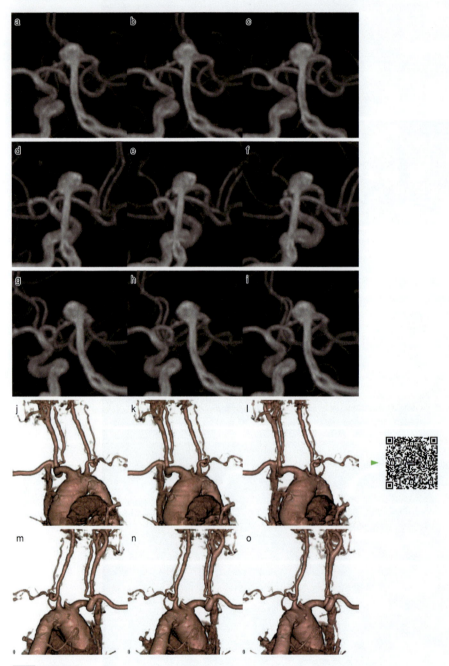

図1　術前画像
j-l：AP像、m-o：PA像

所見

- ▶ 頭部 MRA にて約 10mm 大のワイドネック脳底動脈分岐部動脈瘤 (図 1a-c)
- ▶ 後方循環を介して左前方循環の描出あり (図 1d-f)
- ▶ 大動脈炎症候群のため左 CCA は閉塞、ECA や頚部内頚動脈の描出なし (図 1 g-i)
- ▶ CTA では大動脈弓は Type 1 (図 1j-l) (WEB・❶)
- ▶ 上行大動脈に拡張、下行大動脈に狭窄あり (図 1m-o)
- ▶ 左鎖骨下動脈は著しく狭小化 (図 1m-o)、右橈骨動脈の拍動は触知良好
- ▶ VA は左側でより発達しているが、左 VA 起始部に強い屈曲あり (図 1m-o)
- ▶ 右 VA 起始部は右鎖骨下動脈から垂直に分岐、屈曲は目立たない (図 1m-o)

評 価

- ▶ 左 CCA 閉塞に伴う血行力学的に発生したと考えられるワイドネック脳底動脈瘤
- ▶ 大動脈弓に異常所見あり、大動脈を経由しないアプローチが好ましい
- ▶ 左鎖骨下動脈は著しく狭小化しているため、右 TRA を選択
- ▶ VA 起始部の解剖から右 VA 経由での治療を選択
- ▶ 血管損傷等の合併症を避けるため、術前血管撮影は実施せず

戦略検討と技術難易度

(M) シングルカテーテル、ステント併用コイル塞栓、Transcell アプローチ

▼

(S) 治療時に橈骨動脈撮影を実施、4Fr ガイディングシースによる TRN が可能か判断

▼

(S) 右 VA 起始部の解剖から右 TRA による右 VA へのシステム誘導は可能

▼

(S) ストレート形状 4Fr ガイディングシースを右 VA に誘導

治療戦略

1. 4Fr FUBUKI DK/80 を VA に誘導
2. Guidepost/130 を右 V4 に誘導
3. E2 を左 P1 から BA に展開
4. Transcell テクニックにてコイル塞栓

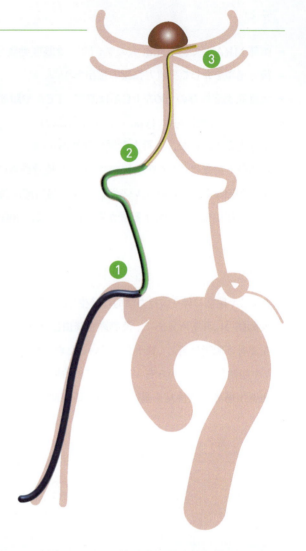

治療記録

　全身麻酔下、エコーガイド下に dRA を穿刺し、4Fr シースを留置した（図2①）。シース撮影にて 4Fr ガイディングシースによる右 TRN は可能と判断した。信州 98 を右鎖骨下動脈に進め（図2②）、AES ワイヤー/300 にて 4Fr FUBUKI DK/80 に入れ替えた。鎖骨下動脈撮影を行い、ロードマップ下に CHIKAI-14/200、HW21、Guidepost/130 を組み、4Fr FUBUKI DK/80 を右 VA 起始部に挿入した（図2③）。4Fr FUBUKI DK/80 から撮影（図2④）、ロードマップ下に Guidepost/130 を V4 に進めた（図2⑤）。4F FUBUKI DK/80 から撮影すると動脈瘤が描出された。3DRA を撮影し（図2⑥）（WEB・2）、ワーキングアングルを決定した（図2⑦・⑧）。ワイヤーを TENROU に変更し、左 P2 に進め、HW 21 を追従させた。E2 4×30 を左 P2 から BA にかけて展開した（図2⑨）。Cone-beam CT を撮影した（図2⑩）。マイクロカテーテルを HWDUO に変更。Transcell テクニックにて HWDUO を瘤内に誘導した。右 P1 を温存するように Target XL 360 SOFT 7×20 を挿入しフレームとした。さらに Target 360 SOFT 7×15、HydroSoft 3D 5×10、Target 360 ULTRA 3×8、Target 360 NANO 2.5×4、Target 360 NANO 2×3、Target 360 NANO 1.5×3 を留置した。撮影すると瘤右後方部分に塞栓不十分な部位があったため、HWDUO を TENROU にて同部位に挿し直し、i-ED Complex ∞ 2-3×4 を挿入したところ、良好な塞栓が得られた（図2⑪・⑫）。塞栓後 3DRA 画像（図2⑬・⑭）（WEB・3）。シース抜去前の橈骨動脈撮影（図2⑮）。

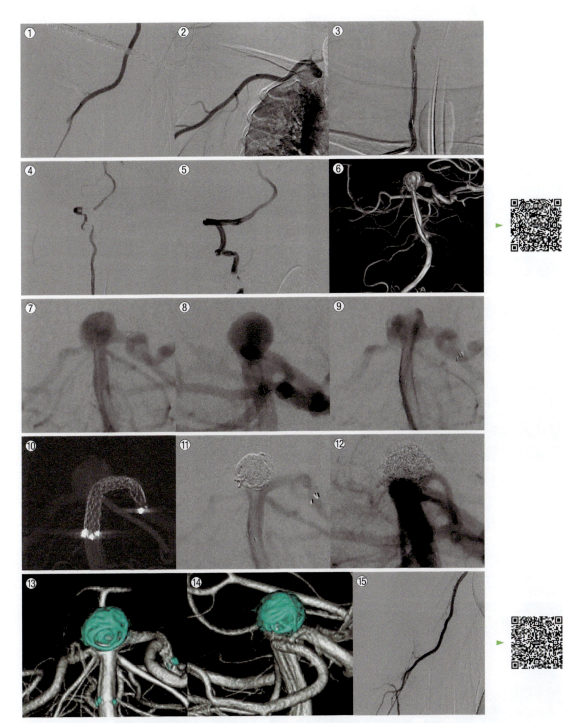

図2 術中・術後画像

ポイント

▶ 愛護的な操作を心掛けながら右 VA 起始部に 4F FUBUKI DK/80 を挿入することで、撮影と治療を同軸で行うことができた。

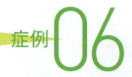

症例 06 症候性右海綿静脈洞部内頚動脈瘤

複視精査目的に施行した MRI にて発見された右海綿静脈洞部内頚動脈瘤

術前検査

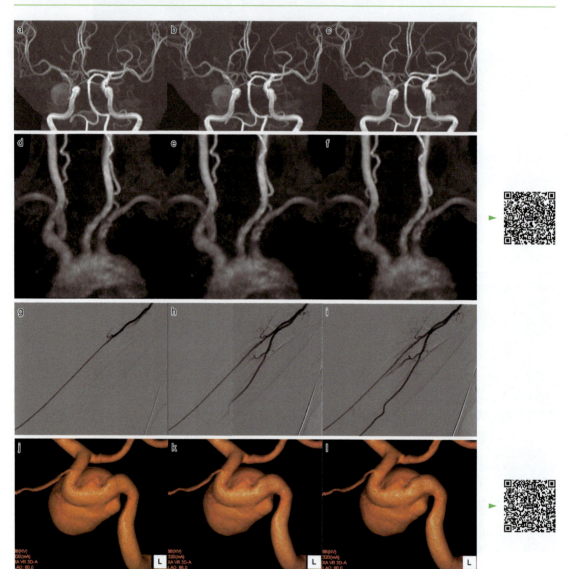

図1 術前画像

所見

- ► MRA にて右内頚動脈瘤を認める (図 1a-c)
- ► MRA にて大動脈弓は Type 1 (図 1d-f)(**WEB・❶**)
- ► 右鎖骨下動脈と右 CCA のなす角度はアルファ形状をしている (図 1d-f)
- ► 右橈骨動脈径は 4Fr シースより大きい (図 1g-i)
- ► 動脈瘤のネックは海綿静脈洞部に位置している。高さ 13.2mm、幅 15.2 × 14.6mm (図 1j-l)(**WEB・❷**)

評価

- ► 瘤の部位、形状からフローダイバーターによる治療を選択
- ► 5Fr DAC を使用するために、5Fr システムを構築
- ► 橈骨動脈径は 4Fr シースより大きく、橈骨動脈アプローチは可能
- ► 右 CCA の分岐角度から Push-in でガイディングの誘導が可能

戦略検討と技術難易度

(M) フローダイバーター留置

▼

(S) 右橈骨動脈の径から 5Fr システムの誘導は可能

▼

(S) 右 CCA の分岐は右 TRA に適している

▼

(S) Push-in テクニックにて 5Fr ガイディングシースを右 CCA に誘導

治療戦略

① Push-in テクニックにて 5Fr/Stiff-J を右 CCA に誘導
② 5Fr/Navien を頭蓋内内頸動脈に誘導
③ Pipeline を留置

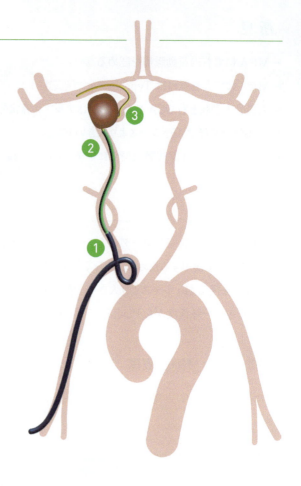

治療記録

　全身麻酔下、エコーガイド下に右 dRA を穿刺、4Fr シース /11 を留置した（図2①）（WEB・3）。シースから硝酸イソソルビド 2mg とベラパミル 5mg を動注した（図2②）（WEB・4）。信州 98 を STD ワイヤー/150 を用いて上行大動脈に誘導し、ワイヤーを Stiff ワイヤー/260 に変更した。信州 98 と 4Fr シース /11 を抜去しダイレーターを装着した 5Fr/Stiff-J-1-8.0 を右鎖骨下動脈に誘導、ダイレーターとワイヤーを抜去した。5Fr-SY-2 の先端形状を大動脈弓内にて再形成し、右 CCA に誘導、右前斜位にして撮影を行い、ロードマップを作成した（図2③）。5Fr-SY-2 を STD ワイヤー/150 を用いて ECA に進めた。ワイヤーを Stiff ワイヤー/260 に入れ替えて 5Fr/Stiff-J-1-8.0 を右 CCA に Push-in テクニックにて誘導した。5Fr/Stiff-J-1-8.0 から撮影を行った（図2④）。Synchro/215、Offset/150、5Fr/Navien/125 を組み、5Fr/Navien/125 を ICA petrous portion 水平部に誘導した。5Fr/Navien/125 から撮影を行い flow の遅延がないことを確認した（図2⑤）。5Fr/Navien/125 から 3DRA を撮影し（WEB・5）、ワーキングアングルを決定した（図2⑥・⑦）。Synchro/215 先行で Phenom27 を M2 に進めた。Pipeline を PCoA の分岐部から展開した。C4 で Pipeline の twisting を認めたが、数回のリシースなどの操作で twisting は解消された。SHOURYU 4×7 で PTA を行った。PTA 後に Pipeline は短縮し、遠位端は PCoA より近位になった。5Fr/Navien/125 から撮影を行い瘤内の flow の停滞を確認した（図2⑧・⑨）。Cone-beam CT にて Pipeline の血管壁への圧着が良好であることを確認した（図2⑩）（WEB・6）。5Fr/Stiff-J 抜去前の橈骨動脈撮影では問題なし。（図2⑪）

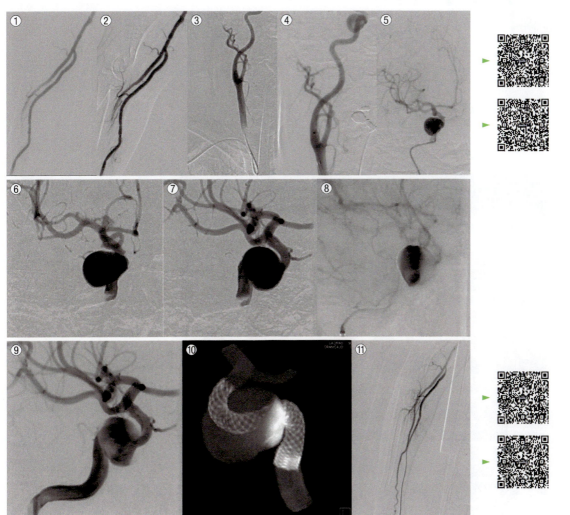

図2 術中・術後画像

ポイント

▶ 比較的ネックが短い右海綿静脈洞部の内頸動脈瘤であった。Pipeline 展開時に twisting が生じたため、Pipeline の出し入れ等の操作が必要であった。その際に、5Fr/Stiff-J と 5Fr/Navien の supportability は十分であった。

症例 07 未破裂右中大脳動脈瘤

増大傾向の未破裂右中大脳動脈瘤

術前検査

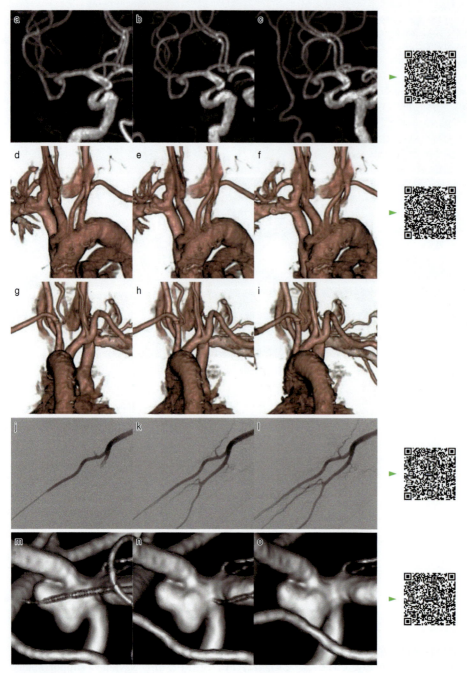

図1 術前画像

所見

► MRA で右中大脳動脈瘤を認める (図1a-c)(**WEB・①**)

► 大動脈弓は Type 3 (図1d-f)(**WEB・②**)

► 3DCTA 正面で静脈が重なり右 CCA の分岐角度は確認困難 (図1d-f)

► 後方から観察すると右 CCA の分岐角度は急峻ではない (図1g-i)

► 橈骨動脈径は 4Fr シースよりも太い (図1j-l)(**WEB・③**)

► 動脈瘤は M1 の長軸上にあるが、ネック付近の M1 は屈曲あり (図1m-o)(**WEB・④**)

► 最大径 5.2mm、高さ 4.8mm、ネック 3.8mm の不整形かつワイドネック (図1m-o)

評価

► ダブルカテーテルテクニックにてコイル塞栓

► ステント併用が必要となる可能性あり

► 6Fr DAC をできる限り遠位に誘導したい

► 右鎖骨下動脈と右 CCA のなす角度は急峻ではないのでガイディングシースの誘導は困難ではない

戦略検討と技術難易度

(M) ダブルカテーテルテクニックによるコイル塞栓、6Fr システム

▼

(S) 右橈骨動脈径から 6Fr システムを構築可能

▼

(S) 右橈骨動脈から右 CCA へのアプローチ

▼

(S) Push-in テクニックにて 6Fr ガイディングシースを右 CCA に誘導

治療戦略

1. Stiff-J-4-6.5 を Push-in テクニックにて右 CCA に誘導
2. DD6/113 をできる限り遠位に誘導
3. 2 本のマイクロカテーテルを M1 に誘導
4. ダブルカテーテルテクニックにてコイル塞栓
5. コイルが不安定な場合はステント併用を考慮

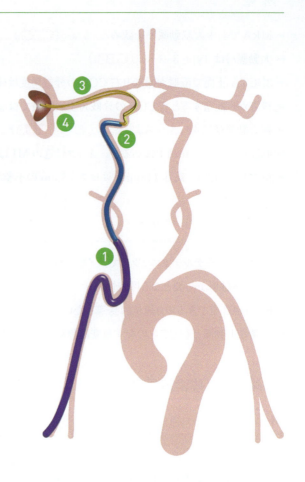

治療記録

　全身麻酔下に治療を実施した。エコーガイド下に右 dRA を穿刺し 4Fr シースを留置した。4Fr シースから逆行性撮影を行った（図2①）。AES ワイヤー/300 を用いた Stiff ワイヤー交換法にて Stiff-J-4-6.5 を右鎖骨下動脈に進めた。6Fr-SY-2 にて腕頭動脈撮影を行った（図2②）。ロードマップ下に SURF/180 を先行させ 6Fr-SY-2 を右 ECA に進めた。ワイヤーを AES ワイヤー/300 に変更し、Push-in テクニックにて Stiff-J を CCA に誘導した（図2③）。ロードマップ下に 4Fr/Cerulean/133 をインナーカテーテルとして使用して DD6/113 を ICA 錐体骨部に進めた（図2④）。3DRA を撮影し、ワーキングアングルを決定した（図2⑤）。SL-10 の先端をヒートシェイプし、瘤内に挿入（図2⑥）、Target 360 ULTRA 3×6 でフレーム作成した（図2⑦）。引き続きセカンドカテーテルとして HWDUO をコイル内に挿入し、Target 360 NANO 2.5×4（図2⑧）、Target 360 NANO 2×4、Target 360 NANO 1×2 を挿入した（図2⑨）。フレームをデタッチし塞栓を終了した。最終 3DRA を撮影（図2⑩）（WEB・5）。シース抜去直前の橈骨動脈撮影（図2⑪）。術後 MRA では動脈瘤の描出はない（図2⑫）。

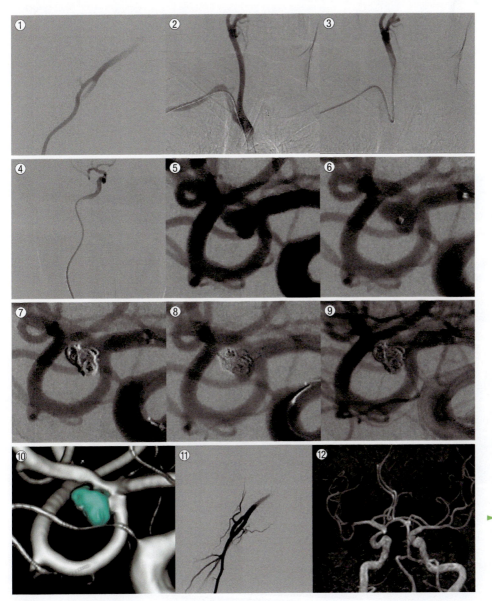

図2 術中・術後画像

ポイント

- 6Fr-SY-2 を十分深く ECA に上げておくことで、AES ワイヤー挿入時に 6Fr-SY-2 が腕頭動脈に滑落することなく ECA に誘導することができた。
- 想定通りの位置に DD6/113 を誘導することができ、その結果マイクロカテーテルのコントロールは良好であった。

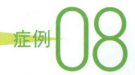 未破裂前交通動脈瘤

頭蓋内精査目的に施行した MRI にて偶発的に発見された前交通動脈瘤

術前検査

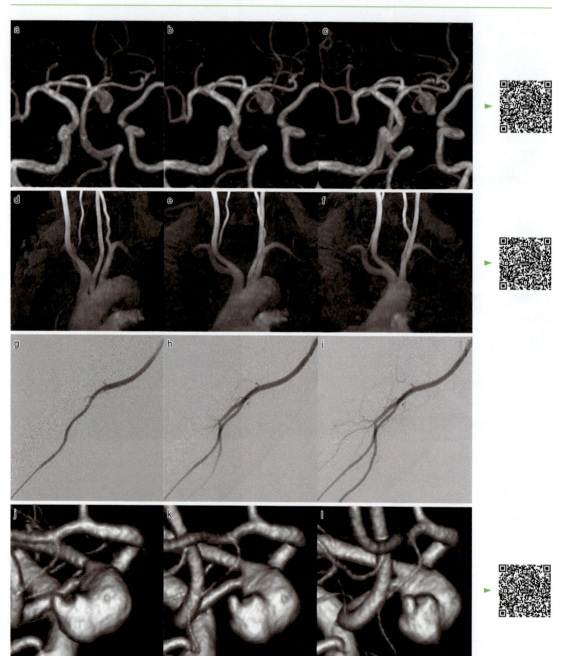

図1 術前画像

所見

- ► MRA にて最大径約 10mm の不整形前交通動脈瘤 (図1a-c)(**WEB・❶**)
- ► MRA にて A1 は右が優位、左 A1 の描出はない (図1a-c)
- ► 大動脈弓は Type 3、右鎖骨下動脈と右 CCA のなす角度は小さい (図1d-f)(**WEB・❷**)
- ► 橈骨動脈径は 4Fr シースよりもわずかに大きい (図1g-i)
- ► 右 A1 の径は約 2mm あり (図1j-l)
- ► 動脈瘤は右 A1 の長軸上にあるが、ドームは不整形をしている (図1j-l)(**WEB・❸**)

評価

- ► 脳動脈瘤の形状、ネックサイズからステントを使用しなくてもコイル塞栓可能
- ► 母血管へのコイルの逸脱を防ぎつつ、塞栓率を上げたい
- ► ダブルカテーテルテクニックを採用
- ► 右鎖骨下動脈と右 CCA は近接している
- ► Push-in テクニックによる右 CCA へのガイディングシース誘導は困難かもしれない
- ► Push-in テクニックにて誘導できたとしてもストレート形状のカテーテルは kinking を起こす可能性あり
- ► Stiff-J を Pull-back テクニックにて右 CCA に誘導する際に、Stiff-J の折り返し部が腕頭動脈によって絞られて kinking を起こす可能性がある

戦略検討と技術難易度

(M) ダブルカテーテルテクニックを実施するため、6Fr DAC を使用

▼

(S) 右橈骨動脈径は 4Fr シースよりも大きい

▼

(M) 鎖骨下動脈と CCA が近接していて、そのなす角度は小さい

▼

(M) Push-in または Pull-back テクニックにて 6Fr シースを右 CCA に誘導

治療戦略

1. Stiff-J-4-6.5 を Push-in テクニックにて右 CCA に誘導
2. Push-in が困難であれば Pull-back を検討
3. DD6/113 をできる限り動脈瘤の近くまで誘導
4. 2本のマイクロカテーテルを A1 に誘導
5. ダブルカテーテルテクニックにてコイル塞栓

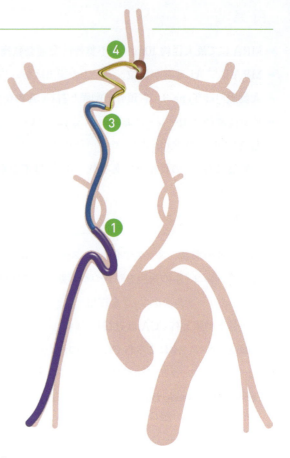

治療記録

　全身麻酔下に治療を実施した。頭部を左に tilt、vertex-up して固定した。エコーガイド下に右 dRA を穿刺し、4Fr シースを留置し逆行撮影した（図2①）。4Fr/Cerulean/133 を大動脈に進め、Stiff ワイヤー/300 にて Stiff-J-4-6.5 にエクスチェンジした。付属の 6Fr-SY-2 で右 CCA 撮影を行い（図2②）、ロードマップ下に右 ECA に進め、ワイヤーを Stiff ワイヤー/300 に変更して Push-in にて Stiff-J-4-6.5 を追従させようとしたが腕頭動脈に滑落した。DAT にて Stiff-J-4-6.5 の先端形状を再形成し、腕頭動脈起始部に Pull-back して挿入し、ロードマップを作成した（図2③）。DD6/113、4Fr/Cerulean/133、Medikit ワイヤー/150 を組み、Stiff-J-4-6.5 に挿入、4Fr/Cerulean/133 を右 CCA に進めた。Pull-back して右 CCA に Stiff-J-4-6.5 を誘導した（図2④）。Kinking は生じなかった。ロードマップをアップデートして、DD6/113 を petrous portion 水平部に誘導した（図2⑤）。3D 撮影を行い、ワーキングアングルを決定した（図2⑥）。正面でネックを確認、側面で down-the-barrel view とした。SL-10 を CHIKAI-14/200 にて瘤内に進めた（図2⑦）。Target XL 360 SOFT 6 × 20 にてフレームを作成した。セカンドカテーテルとして SL-10/45 をコイルマス内に進め、Target 360 ULTRA 4 × 15、2.5 × 4 を瘤の先端部分に留置した（図2⑧・⑨）。ここでフレームをデタッチして、マイクロカテーテルも抜去した。SL-10/45 をコイルマス内に進め Target XL 360 SOFT 5 × 15 を使ってネック付近に新たなフレームを作成した。このコイルはデタッチせずにセカンドカテーテルから Target 360 ULTRA 4 × 8、Target 360 NANO 3 × 6 を2本、2.5 × 4 を2本挿入した。最後にセカンドフレームから Target 360 NANO 1 × 3 を3本、1 × 2 を挿入して塞栓を終了した（図2⑩・⑪）（WEB・4）。Stiff-J-4-6.5 抜去前の橈骨動脈撮影では問題なし（図2⑫）。術後 MRA では動脈瘤の描出なし（図2⑬-⑮）。

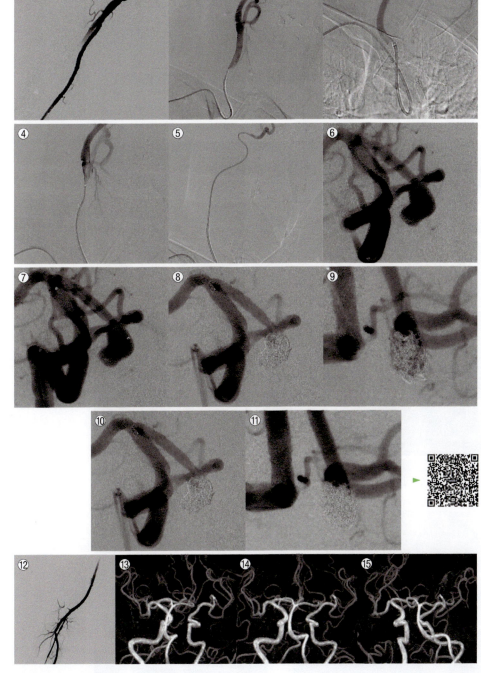

図2 術中・術後画像

ポイント

▶ 6Fr-SY-2 は ECA に進み、Stiff ワイヤー/300 も ECA に誘導することができたが、分岐角度が急峻であったため、Stiff-J-4-6.5 が追従しなかった。

▶ Stiff-J-4-6.5 を Pull-back で右 CCA に誘導する際に、Stiff-J 内に DD6/113、4Fr/Cerulean/133、Medikit ワイヤー/150 を挿入することで、右 CCA の選択と Stiff-J の kinking を避けることができた。

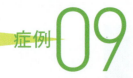

症例 09 未破裂右中大脳動脈瘤

12年前のMRIでは動脈瘤を認めず、頭痛精査にて発見された新生右中大脳動脈瘤

術前検査

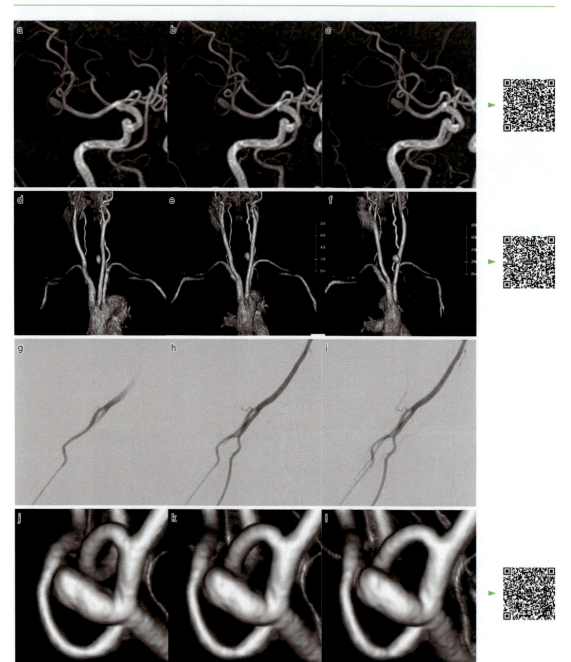

図1 術前画像

所 見

► MRA にて右中大脳動脈瘤を認める (図1a-c)(**WEB・❶**)

► MRA にて大動脈弓は Type 2 (図1d-f)(**WEB・❷**)

► 右鎖骨下動脈と右 CCA のなす角度は急峻 (図1d-f)

► 左 CCA 内側の球状の mass は動脈とは離れている (図1d-f)

► 橈骨動脈径は 4Fr シースよりも太い (図1g-i)

► 動脈瘤は M1 の長軸上にあり、dome neck aspect 比が高い (図1j-l)(**WEB・❸**)

► 高さ 7.4mm、幅 4.2 × 3.6mm の不整形の瘤 (図1j-l)

評 価

► コイル塞栓や Woven EndoBridge（WEB）にて治療が可能

► 6Fr または 5Fr システムを構築

► DAC をできる限り遠位に誘導し、マイクロカテーテルをコントロールしやすくしたい

► 右鎖骨下動脈と右 CCA のなす角度が急峻であるためガイディングシース誘導時には注意が必要

戦略検討と技術難易度

(M) WEB を瘤内留置するために、5Fr DAC を使用

▼

(S) 右橈骨動脈径から 6Fr ガイディングシース誘導可能と判断

▼

(M) 右鎖骨下動脈と右 CCA のなす角度は急峻

▼

(S) Push-in テクニックにて 6Fr ガイディングシースを右 CCA に誘導

治療戦略

1. Stiff-J-4-6.5 を Push-in テクニックにて右 CCA に誘導
2. 5Fr/SOFIA をできる限り動脈瘤の近くまで誘導
3. VIA21 を瘤内に挿入
4. WEB を留置

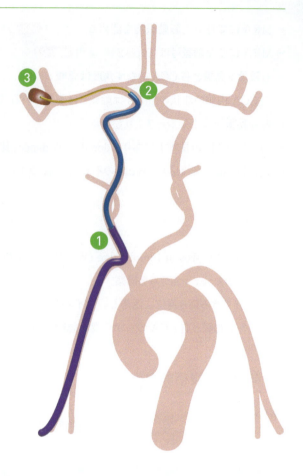

治療記録 WEB・⑤ （アクセス動画）

　全身麻酔下に治療を実施した。エコーガイド下に右 cRA を穿刺し 4Fr シースを留置し逆行撮影を行った（図2①）。信州 98 と Stiff ワイヤー/300 を用いて Stiff-J-4-6.5 にエクスチェンジした。6Fr-SY-2 を右 CCA に挿入し、撮影した（図2②）。SURF/180 を先行させ 6Fr-SY-2 を ECA に進めた。AES ワイヤー/300 に変更し Push-in にて Stiff-J-4-6.5 を右 CCA に誘導した（図2③）。5Fr/SOFIA/115、VIA21、Synchro/215 にてシステムを組み、ロードマップ下に動脈瘤にアプローチした。VIA21 を petrous portion 水平部に進めようとした。しかし、5Fr/SOFIA/115 の長さが足りなかったため、5Fr/SOFIA/125 に変更し、同部位に誘導した。5Fr/SOFIA/125 から撮影を行い（図2④）、ワーキングアングルを決定した（図2⑤）。VIA21 を先行し、5Fr/SOFIA/125 をさらに C2 に進めた（図2⑥）。VIA21 を瘤内に挿入し（図2⑦）、ロードマップをアップデートした。WEB 5×4 を瘤内に展開した（図2⑧-⑩）。WEB がやや浅く留置されたため、数回の展開を繰り返した。WEB 留置前のワーキングアングルの 3DRA 画像（図2⑪）。Cone-beam CT を撮影し（図2⑫）（WEB・④）、M2 の温存と WEB によるネックカバーを確認した（図2⑬）。WEB をデタッチして治療を終了した（図2⑭）。

　抜去直前のシース造影では橈骨動脈に問題なし（図2⑮）。術後 MRA では動脈瘤の描出を認めない（図2⑯⑰）。

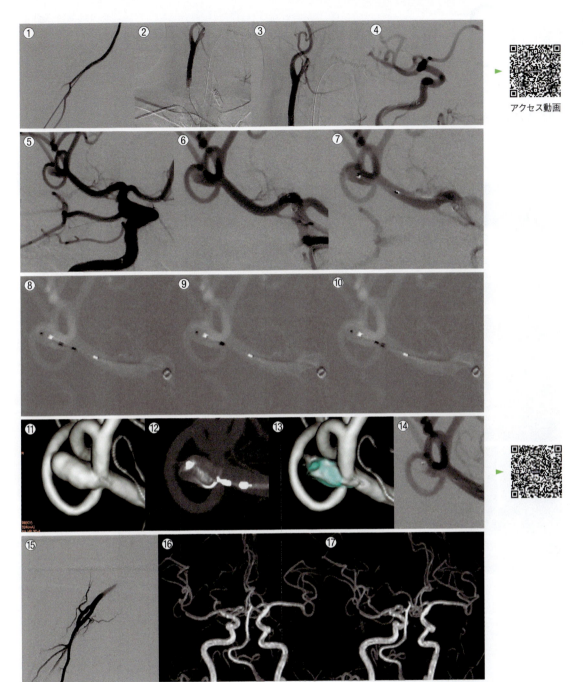

図2 術中・術後画像

ポイント

▶ ICA遠位にDACを十分に留置するには有効長125cmが必要であった。
▶ 5Fr/SOFIAによってWEB留置に必要なsupportabilityを得ることができた。

症例 10 脳底動脈 — 上小脳動脈分岐部動脈瘤

頭蓋内精査目的に実施した MRI にて偶発的に発見された動脈瘤

術前検査

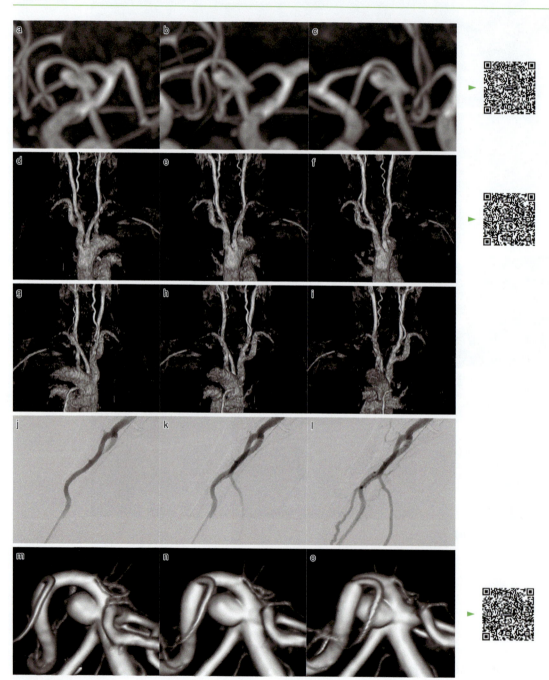

図1 術前画像

所見

► MRI にて右脳底動脈−上小脳動脈分岐部動脈瘤を認める (図 1a-c) (WEB・❶)

► MRA では大動脈弓は Type 2 (図 1d-f) (WEB・❷)

► VA は右側でより発達 (図 1d-f)

► 後方から観察すると、右 VA 起始部は右鎖骨下動脈から垂直に分岐 (図 1g-i)

► 両側 VA は V2 レベルで屈曲・蛇行して走行 (図 1g-i)

► 右橈骨動脈径は 4Fr シース径より大きい (図 1j-l)

► 動脈瘤径は高さ 5mm、幅 4 × 4mm、ネック 2.5mm (図 1m-o) (WEB・❸)

► 動脈瘤の長軸は BA の長軸に対して約 30° 右に傾いている (図 1m-o)

評価

► VA に屈曲あり、6Fr DAC を硬膜内 VA まで誘導することは困難

► シングルマイクロカテーテルによる治療

► 「軸ズレ」動脈瘤であるが、動脈瘤の形状から WEB 留置は可能と判断

► WEB 留置のためにはできる限り遠位に DAC を誘導したい

► 5Fr DAC であれば右 VA 遠位に誘導可能と判断

戦略検討と技術難易度

| (M) | WEB 留置 |

▼

| (S) | 右橈骨動脈は十分な径がある |

▼

| (S) | 遠位側の右鎖骨下動脈から右 VA に誘導 |

▼

| (S) | 6Fr ガイディングシースを右 VA 起始部より近位の右鎖骨下動脈に誘導 |

治療戦略

1. 6Fr/アクセルSTA/85を右鎖骨下動脈に誘導
2. 5Fr/SOFIA/125を右V4に誘導
3. VIA21を瘤内に挿入しWEB留置

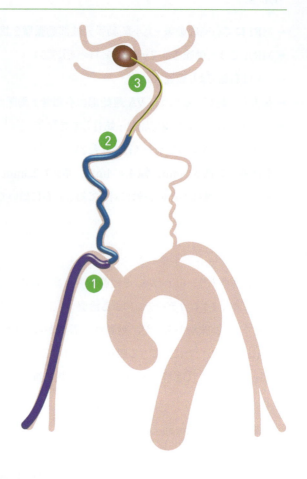

治療記録

　全身麻酔下、エコーガイド下に右dRAを穿刺し4Frシースを留置した（図2①）。信州98を右鎖骨下動脈に誘導し、Stiffワイヤー/300を用いて6Fr/アクセルSTA/85に入れ替えた（図2②）。右鎖骨下動脈撮影を行うと、術前評価よりも右VA起始部が屈曲していた（図2③）。6Fr/アクセルSTA/85を右VA起始部に誘導し撮影した（図2④）。ロードマップ下にSynchro/215、VIA21、5Fr/SOFIA/125を組み、右VAに挿入した。5Fr/SOFIA/125から撮影し（図2⑤）、ロードマップ下にSynchro/215とVIA21で動脈瘤にアプローチした。5Fr/SOFIA/125をV4に進めた（図2⑥）。5Fr/SOFIA/125から3D撮影を行い、ワーキングアングルを決定した（図2⑦）。ロードマップ下に動脈瘤にアプローチしたが、VIA21が右PCAに方向に進む傾向があった。そこでVIA21にヒートシェイプを加え、再度動脈瘤にアプローチし、VIA21を瘤内に挿入した（図2⑧）。WEB 4×3を瘤内に展開した（図2⑨）。WEBをデタッチして治療を終了した。デタッチ後の3DRA（図2⑩-⑫）（WEB・❹）。シース抜去前の橈骨動脈撮影（図2⑬）。術後のMRAでは動脈瘤の描出なし（図2⑭⑮）。

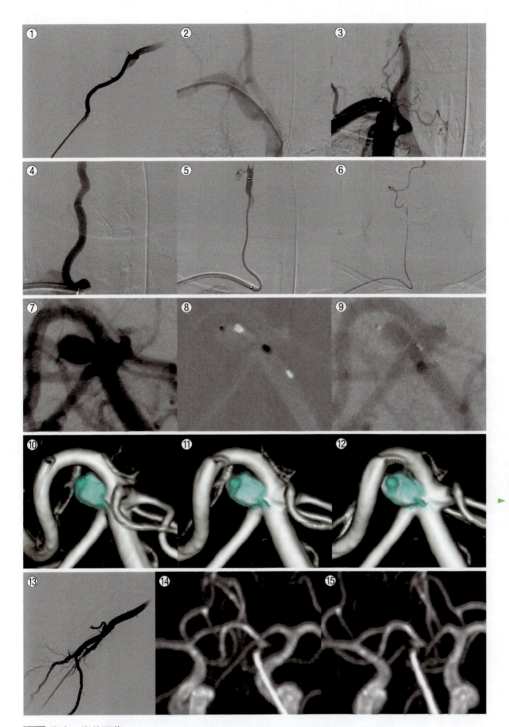

図2 術中・術後画像

ポイント

▶ 右VA起始部の屈曲は想定以上であったが、Synchro/215、VIA21、5Fr/SOFIA/125の組み合わせで難なく通過することができ、順行性血流も維持された。

▶ 5Fr/SOFIA/125をVA union直下まで挿入することで、安定したマイクロカテーテル操作が可能となり、WEB留置を安全に実施することができた。

症例 11 無症候性右頚動脈狭窄症

2年間の画像フォローアップにて進行する右頚部内頚動脈狭窄症

術前検査

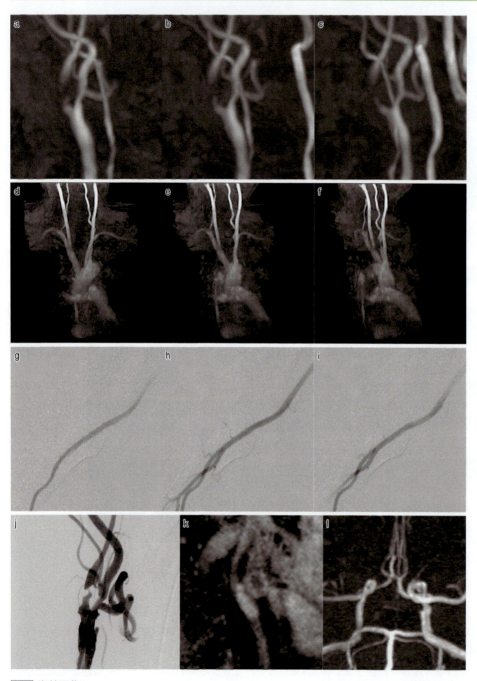

図1 術前画像

所見

- ► MRA にて右頸部内頸動脈に高度狭窄を認める (図 1a-c) (**WEB·①**)
- ► MRA では大動脈弓は Type 3 (図 1d-f)
- ► CCA と鎖骨下動脈のなす角度は比較的急峻 (図 1d-f)
- ► 右橈骨動脈撮影では 4Fr シースが撮影範囲に入っていない (図 1g-i)
- ► 計測上右橈骨動脈径は 2mm 以上あり (図 1 g-i)
- ► 狭窄は高度、プラークは大きく、狭窄部真腔は蛇行している (図 1j)
- ► BB-T1WI では高信号 (図 1k)
- ► 両側 A1 と ACoA の描出あり (図 1l)

評価

- ► 大きなソフトプラーク：近位バルーンプロテクションを含むシステムが必要
- ► 遠位フィルターと flow reversal を組み合わせた dual protection を採用
- ► 橈骨動脈径から 8Fr バルーン付きガイディングカテーテルの挿入は可能と判断
- ► 遮断時に cross flow による側副血行が期待できる
- ► 高度狭窄かつ狭窄部真腔の屈曲あり、lesion cross 困難な可能性あり

戦略検討と技術難易度

(M) 高度狭窄かつ狭窄部真腔に蛇行あり

▼

(S) 右橈骨動脈径は 2mm 以上あり、8Fr/Optimo が使用可能と判断

▼

(M) CCA と鎖骨下動脈のなす角度は小さい

▼

(M) Push-in テクニックにて 8Fr/Optimo を右 CCA に誘導

治療戦略

1. 8Fr/Optimo を右 CCA に誘導
2. 狭窄部の遠位に Filter Wire を展開
3. 右大腿静脈に 6Fr シースを留置
4. 8Fr/Optimo と大腿静脈 6Fr シースを連結し回路を作成
5. CCA 遮断（flow reversal）、遠位フィルター保護下に CAS を実施

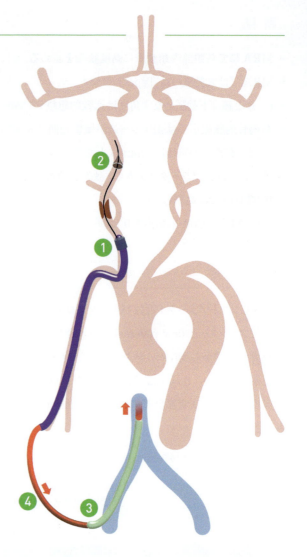

治療記録

　全身麻酔下に治療を実施した。CCA と鎖骨下動脈のなす角度が急峻であったため、分岐角度の開大を期待して頭部を左に回旋し固定した。エコーガイド下に右大腿静脈を穿刺し 6Fr シースを留置した。ペーシングカテーテルを挿入し 40bpm でバックアップした。次にエコーガイド下に右 cRA を穿刺し 4Fr シースを留置し撮影した（図2①）。信州98 を大動脈に進め、Stiff ワイヤー/300 に置換した。TMP ダイレーターを装着した 8Fr/Optimo をシースレスにて右鎖骨下動脈に誘導した。ロングネックシモンズ 4/6Fr を 8Fr/Optimo に挿入し右 CCA に挿入した（図2②）。ロードマップを作成後、STD ワイヤー/150 を ECA に進めた。ロングネックシモンズ 4/6Fr をトルネード法で進めようとしたが腕頭動脈側に滑落傾向あり。ワイヤーを Stiff ワイヤー/300 に変更すると、ロングネックシモンズ 4/6Fr を ECA に誘導することができ、8Fr/Optimo を Push-in にて CCA に進めることができた（図2③）。3D 撮影を行い（WEB・2）、計測およびワーキングアングルを決定した（図2④⑤）。FilterWire を 8Fr/Optimo に挿入し、lesion cross 可能であり、遠位頚部内頚動脈にて展開した。CCA を遮断し撮影すると、ICA および ECA の血流はほぼ停滞した（図2⑥）。オプティモチャンバーを介して 8Fr/Optimo と静脈シースを連結し、flow reversal を開始した。Sterling 3.5 × 30 で前拡張した（図2⑦）。WALL 10 × 31 を展開し、Sterling 4 × 30 で後拡張した（図2⑧）。後拡張の際ペーシングが作動した。8Fr/Optimo から 20mL × 5 回の血液吸引を行い、6Fr シースに返血した。FilterWire を回収後、再度 8Fr/Optimo から血液吸引し、再開通させた。ステント留置後の 3DRA（図2⑨）（WEB・3）。8Fr/Optimo 抜去前の橈骨動脈撮影（図2⑩）。術後の MRI（DWI）では虚血を認めなかった（図2⑪-⑬）。

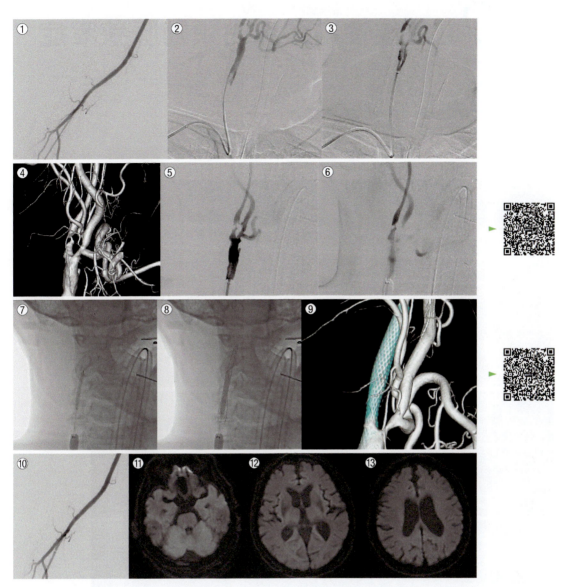

図2 術中・術後画像

ポイント

- CCAと鎖骨下動脈のなす角度が急峻であったため、ロングネックシモンズ4/6FrをECAに進める際にStiffワイヤー/300が必要であった。
- 8Fr/Optimo、FilterWire、静脈シースの組み合わせでflow reversalかつ遠位フィルター保護システムを構築し、CASを完遂することができた。

症例 12 症候性右頚部内頚動脈狭窄症

脳梗塞精査にて発見された右頚部内頚動脈狭窄症

術前検査

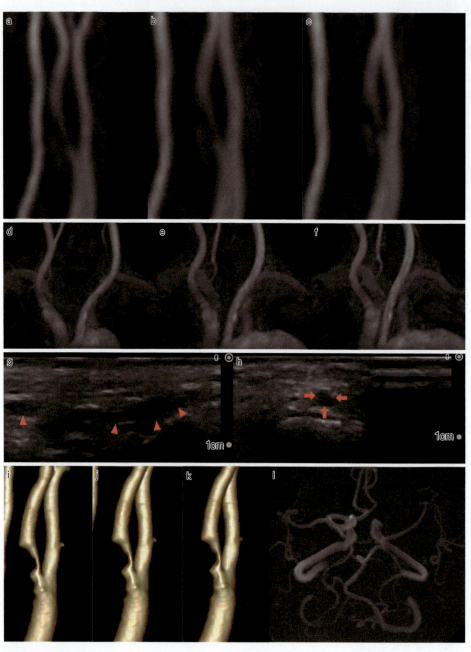

図1 術前画像

所見

► ICA に狭窄を認める (図 1a-c) (**WEB▶❶**)

► MRA にて大動脈弓は Type 3、右 CCA 起始部はアルファ形状 (図 1d-f)

► エコーにて右橈骨動脈の径は十分 (図 1g：長軸像、矢頭；橈骨動脈) (図 1h：短軸像、矢印；橈骨動脈)

► 3DCTA にて頸部内頸動脈に高度狭窄を認める (図 1i-k)

► MRA にて左 A1 は低形成だが、右 PCoA を認める (図 1l)

評価

► 右頸部内頸動脈高度狭窄、症候性病変と考えられる

► 術中遠位塞栓症に注意が必要

► 右 CCA 起始部の形状から右 TRA によるストレート形状のガイディングは誘導可能と判断

► 右橈骨動脈径から大口径システムによる TRN は可能と判断

► 右 CCA 遮断時に右 PCoA を介した側副血行は期待できる

► プラークの遠位飛散を防止するため、flow reversal かつ遠位フィルターを併用

► 右前腕部静脈にシースを挿入し、flow reversal 回路を作成

戦略検討と技術難易度

(M) Flow reversal、遠位フィルター併用下での CAS

▼

(S) 8Fr/Optimo によるシースレス TRA

▼

(S) 右橈骨動脈から右 CCA へのアプローチ

▼

(S) Push-in テクニックにより 8Fr/Optimo を右 CCA に誘導

治療戦略

① シースレス TRA により 8Fr/Optimo を右 CCA に誘導
② フィルターデバイスを遠位頸部内頸動脈に展開
③ 右前腕部静脈にシースを挿入、8Fr/Optimo と連結し、flow reversal 回路を作成
④ Flow reversal かつ遠位フィルター下での CAS

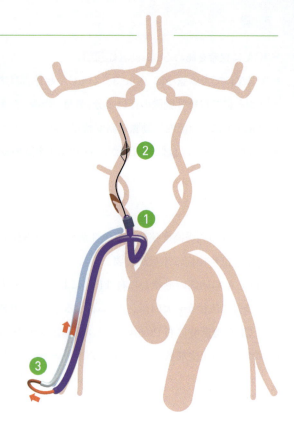

治療記録

　全身麻酔下、右橈側皮静脈を 22G 針で穿刺し、4Fr シース/11 を留置した（図2①）。また右 cRA を 22G 針で穿刺し 4Fr シース/11 を留置（図2②）、硝酸イソソルビド 2mg とベラパミル 5mg を投与した（図2③）。信州 98 を大動脈弓に進め、Stiff ワイヤー/300 を用いて TMP ダイレーターを装着した 8Fr/Optimo にエクスチェンジし、右鎖骨下動脈に誘導した。6Fr SHINSHU8 を SURF/180 を使って上行大動脈内で反転させ、Pull-back にて右 CCA に誘導した（図2④）。SURF/180 のみを ECA に進めた状態で 8Fr/Optimo を Push-in テクニックにて右 CCA に誘導した（図2⑤）。頸部・頭蓋内コントロール撮影、3DRA を行った（WEB▶2）。8Fr/Optimo と右橈側皮静脈の 4Fr シースをオプティモチャンバーで接続、回路を作成した。FilterWire を lesion cross させ、遠位頸部内頸動脈にて展開した。前拡張用のバルーンを病変近位に待機させた。8Fr/Optimo のバルーンを拡張し右 CCA を遮断、撮影を行いながら flow reversal の回路を開放したところ ICA は逆行性となった。Sterling 3.0 × 30 にて前拡張（図2⑥）、CASPER 10 × 20 を留置し、Sterling 4.0 × 30mm にて後拡張した（図2⑦）。8Fr/Optimo から血液を 7 回吸引し橈側皮静脈ルートに返血した。始めは吸引血液内にプラークを認めていたが、徐々に消失した。撮影を行うとステント内にプラークの突出を認めた（図2⑧）。PRECISE 10 × 40 を CASPER 内に展開した（図2⑨）。撮影ではプラーク突出は消失していた。FilterWire を回収、再開通させた。動脈穿刺部は TR バンド、静脈穿刺部は用手的に圧迫止血した。ステント留置前 3DRA（図2⑩）。留置後 3DRA（図2⑪）（WEB▶3）。8Fr/Optimo 抜去前の橈骨動脈撮影では問題なし（図2⑫）。

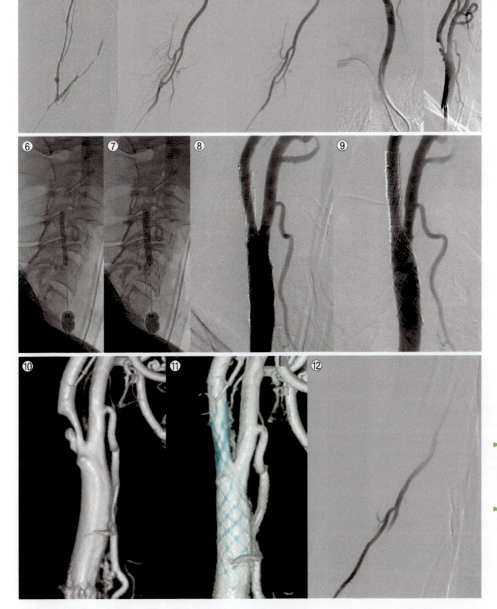

図2 術中・術後画像

ポイント

- 6Fr SHINSHU8 の supportability により、6Fr SHINSHU8 を ECA に進めずに SURF/180 のみ ECA に進めた状態で 8Fr/Optimo を右 CCA に誘導することができた（追い越し法）。
- ステント内のプラーク突出を認めたため、2本のステント留置を必要とした。

症例 13 無症候性右頸部内頸動脈狭窄症

脳ドックで発見された右頸部内頸動脈狭窄症

術前検査

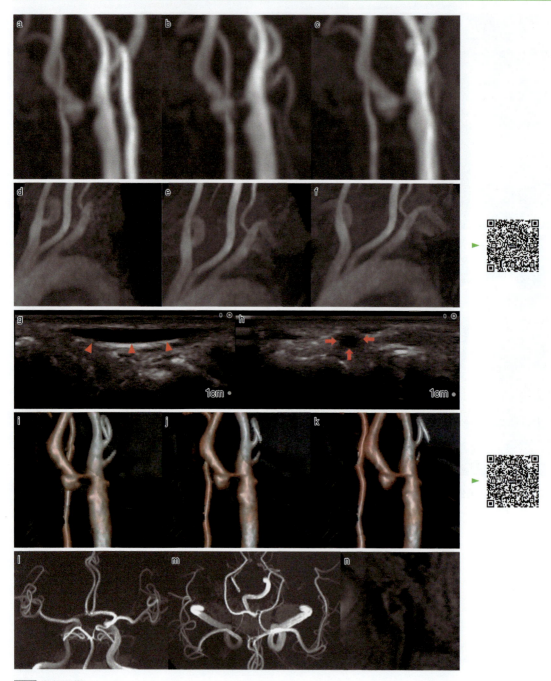

図1 術前画像

所見

- ► MRA にて右頚部内頚動脈に高度狭窄を認める (図1a-c)
- ► MRA にて大動脈弓は Type 3。右 CCA 起始部はアルファ形状 (図1d-f)(**WEB・❶**)
- ► エコーにて右橈骨動脈の径は 2.2mm 程度あり
  (図1g：長軸像、矢頭；橈骨動脈)(図1h：短軸像、矢印；橈骨動脈)
- ► 術前血管撮影は実施していない
- ► 3DCTA にて潰瘍を伴う頚動脈狭窄を認め、狭窄は高度である (図1i-k)(**WEB・❷**)
- ► MRA にて右 A1、右 PCoA は細いが、ACoA あり (図1l・m)
- ► BB-T1WI にてプラークは信号 (図1n)

評価

- ► ソフトプラークを有する右頚動脈高度狭窄症
- ► より確実に遠位塞栓を予防する必要あり
- ► 右 CCA 起始部はアルファ形状であり、右橈骨動脈からストレート形状のガイディングシースの誘導は可能
- ► エコーにて右橈骨動脈の径から右 TRA は可能と判断
- ► 右 CCA 遮断時に cross flow を介した側副血行は期待できる
- ► Flow reversal と遠位フィルターを併用して遠位塞栓予防を行う
- ► 右前腕部静脈にシースを挿入し、バルーンガイドと接続して flow reversal 回路を構築

戦略検討と技術難易度

(M) Flow reversal、遠位フィルターを併用した CAS

▼

(S) エコーにて右橈骨動脈径は十分である

▼

(S) 右 CCA 起始部はアルファ形状、右鎖骨下動脈から右 CCA へのアプローチは容易

▼

(S) Push-in テクニックにて 8Fr/Optimo を右 CCA に誘導

治療戦略

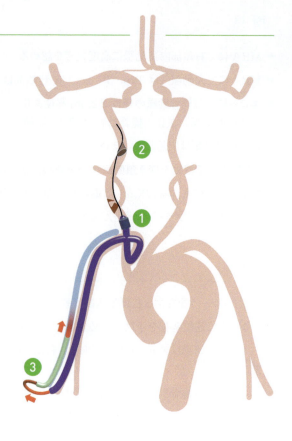

1. シースレス右TRAにて8Fr/Optimoを右CCAに誘導
2. フィルターを遠位頸部内頸動脈に展開
3. 右前腕部静脈にシースを挿入、Optimoとflow reversal回路を作成
4. Flow reversal、遠位フィルター下にCASを行う

治療記録

　全身麻酔下に右橈側皮静脈を22G針で穿刺し4Frシース/11を留置した（図2①）（WEB·3）。エコーガイド下に右遠位橈骨動脈を22G針で穿刺し4Frシース/11を留置し（図2②）（WEB·4）、硝酸イソソルビド0.5mgとベラパミル5mgをシースより投与、血管攣縮は改善した（図2③）（WEB·5）。信州98をSTDワイヤー/150を用いて上行大動脈に誘導し、Stiffワイヤー/300に入れ替え、信州98、4Frシース/11を抜去した。Stiffワイヤー/300を用いてダイレーターを装着した8Fr/Optimoを右鎖骨下動脈に誘導した。ロングネックシモンズ4/6Fr先端形状をSURF/180を用いて上行大動脈内にて反転させ、右CCAに誘導した（図2④⑤）。右前斜位にしてロードマップを作成し、ロングネックシモンズ4/6Frを後頭動脈に誘導、ワイヤーをStiffワイヤー/300に変更して8Fr/Optimoを右CCAに誘導した（図2⑥）。頸部および頭蓋内のコントロール撮影、3DRAを行った。8Fr/Optimoのバルーンを拡張し、撮影するとICAの血流は停滞した。橈側皮静脈の4Frシース/11と8Fr/Optimoをオプティモチャンバーを介して接続し、flow reversal回路を作成した。Synchro/215にてlesion crossを行い、これを軸にしてSpiderをlesion crossさせ遠位頸部内頸動脈にて展開した。Sterling 3×30にて前拡張（図2⑦）、CASPER 8×30留置（図2⑧）、Sterling 4.5×30にて後拡張を行った（図2⑨）。Debrisが消失するまでOptimoから20mLシリンジ×7回血液を吸引し、回路を介して静脈に返血した。Spiderを回収し、さらに数回同様にして回収した血液を静脈に返血後、血流を再開通させた（図2⑩）。ステント前3DRA（図2⑪）（WEB·6）。ステント後3DRA（図2⑫）（WEB·7）。Optimo抜去前の橈骨動脈撮影で問題なし（図2⑬）。

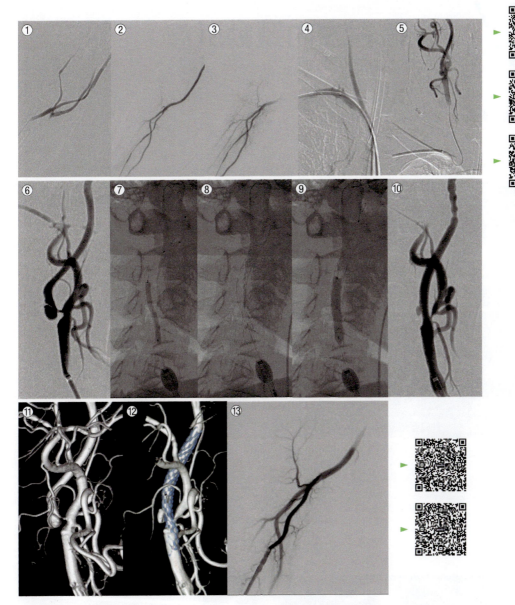

図2 術中・術後画像

ポイント

- 高度狭窄、かつCCAに対して直角にICAが分岐していたため、マイクロワイヤーを先行させることが可能なSpiderを選択した。
- 右dRAと右橈側皮静脈への返血を組み合わせることで、flow reversalかつ遠位フィルターを用いたdural protectionによるCASを右前腕部の動静脈の穿刺だけで完遂することができた。

症例 14 未破裂左内頚動脈瘤

めまい精査で発見された未破裂左内頚動脈瘤

術前検査

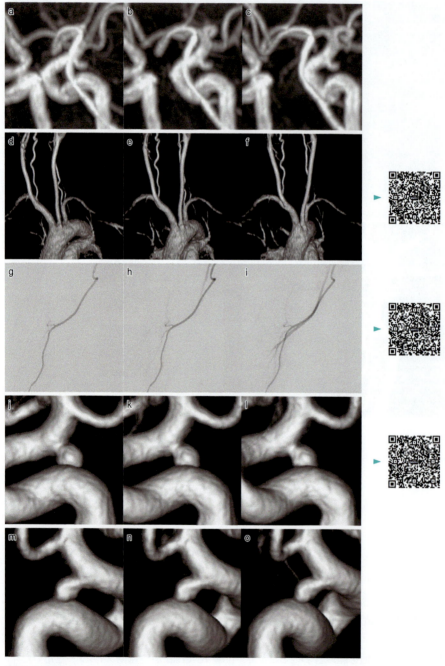

図1 術前画像

所 見

► MRA にてアスペクト比の高い左内頚動脈瘤を認める (図 1a-c)

► MRA にて大動脈弓は Type 1 (図 1d-f) (WEB·❶)

► 右橈骨動脈径は 4Fr シースとほぼ同等、brachioradial artery となっている (図 1g-i) (WEB·❷)

► 3DRA では動脈瘤は高さ 4mm、幅 2.9 × 3.1mm、ネック 1.8mm (図 1j-o) (WEB·❸)

► PCoA より近位に存在し、明らかな分岐血管は確認されない (図 1j-o)

評 価

► 大動脈弓部から左 CCA にかけて屈曲や強い動脈硬化は見られない

► 右橈骨動脈径から 4Fr シースであれば挿入可能と判断

► Brachioradial artery であり、cubital crossover に迷入しないように注意が必要

► 動脈瘤の形状からシンプルテクニックによるコイル塞栓は可能

戦略検討と技術難易度

(S) シンプルテクニックによるコイル塞栓術

▼

(M) 右橈骨動脈は約 2mm、brachioradial artery

▼

(M) 右 TRA により左 CCA にアプローチ

▼

(M) 大動脈弓は Type 1、4Fr/Stiff-J を左 CCA に挿入

治療戦略

1. 4Fr/Stiff-J-6.5 を左 CCA に誘導
2. TACTICS を petrous portion 水平部に誘導
3. SL-10/90 を瘤内に挿入しコイル塞栓

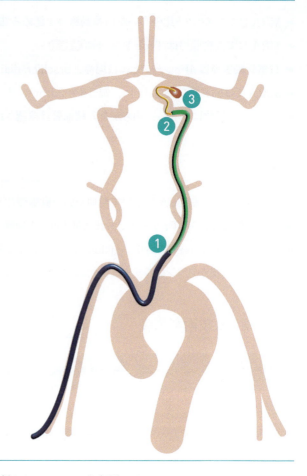

治療記録

　全身麻酔下、エコーガイド下に右 dRA を穿刺し 4Fr シースを留置した（図2①）。Cubital crossover に迷入しないよう注意しながら、信州98 を大動脈弓に進めた。Stiff ワイヤー/300 を用いて 4Fr/Stiff-J-6.5 にエクスチェンジした。4Fr-SY-2 を Medikit ワイヤー/150 を使って進めると上行大動脈内に進んだ。4Fr-SY-2 を反転後、Medikit ワイヤー/150 を使って下行大動脈に進めると Type 3 アーチのときのように大動脈弓内を横走した後、下行大動脈に進んだ。これらの情報から DAT による 4Fr/Stiff-J-6.5 の反転は可能と判断した。下行大動脈に留置した 4Fr-SY-2 に 4Fr/Stiff-J-6.5 を追従させ、4Fr-SY-2 と Medikit ワイヤー/150 を引き抜き、4Fr/Stiff-J-6.5 にトルクをかけながら押し込むことによって上行大動脈内で反転することができた（DAT）。左 CCA に Pull-back にて挿入した（図2②）。Synchro/215、SL-10、ヒートシェイプした TACTICS/125 を組み、ロードマップ下に ICA にアプローチした。TACTICS は petrous portion 水平部に誘導した（図2③）。いったんマイクロシステムを抜去し、TACTICS から 3D 撮影を行い（図2④）、ワーキングアングルを決定した（図2⑤）。SL-10/90 を Synchro/215 を使って動脈瘤内に挿入した。Target 360 ULTRA 3×6 でフレームを作成し（図2⑥）、Target 360 NANO 2.5×4、Target 360 NANO 1×2 で filling、finishing して治療を終了した（図2⑦）。塞栓後 3DRA（図2⑧）（WEB▶④）。シース抜去前の brachioradial artery に問題なし（図2⑨-⑪）。

8月29日から好評配信中!
TRN率80%へのロードマップ
難易度ABC別の成功ガイド

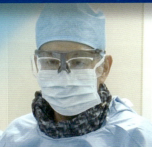

掲載症例数 5本　小山 淳一先生
小林脳神経外科病院
脳卒中・脳血管内治療センター

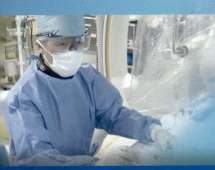

花岡 吉亀先生　掲載症例数 4本
伊那中央病院脳神経外科
信州大学医学部附属病院

「経橈骨動脈脳血管内治療」がどのようなものかということをより深く理解していただけるように、技術書（イラストや文章）だけでは伝わりづらい「経橈骨動脈脳血管内治療」の実際の症例ついて動画に解説を加えて詳しく解説しています。

◀ チケット購入はこちら
https://www.oben.jp/tickets/add_live/290
30,000円(税込)

※全9本 それ以上増えても追加料金なくご視聴いただけます

お問い合わせ先はこちら

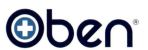

〒150-0034 東京都渋谷区代官山町20番23号
📞 03-6433-7835　✉ oben_contact@oben.co.jp

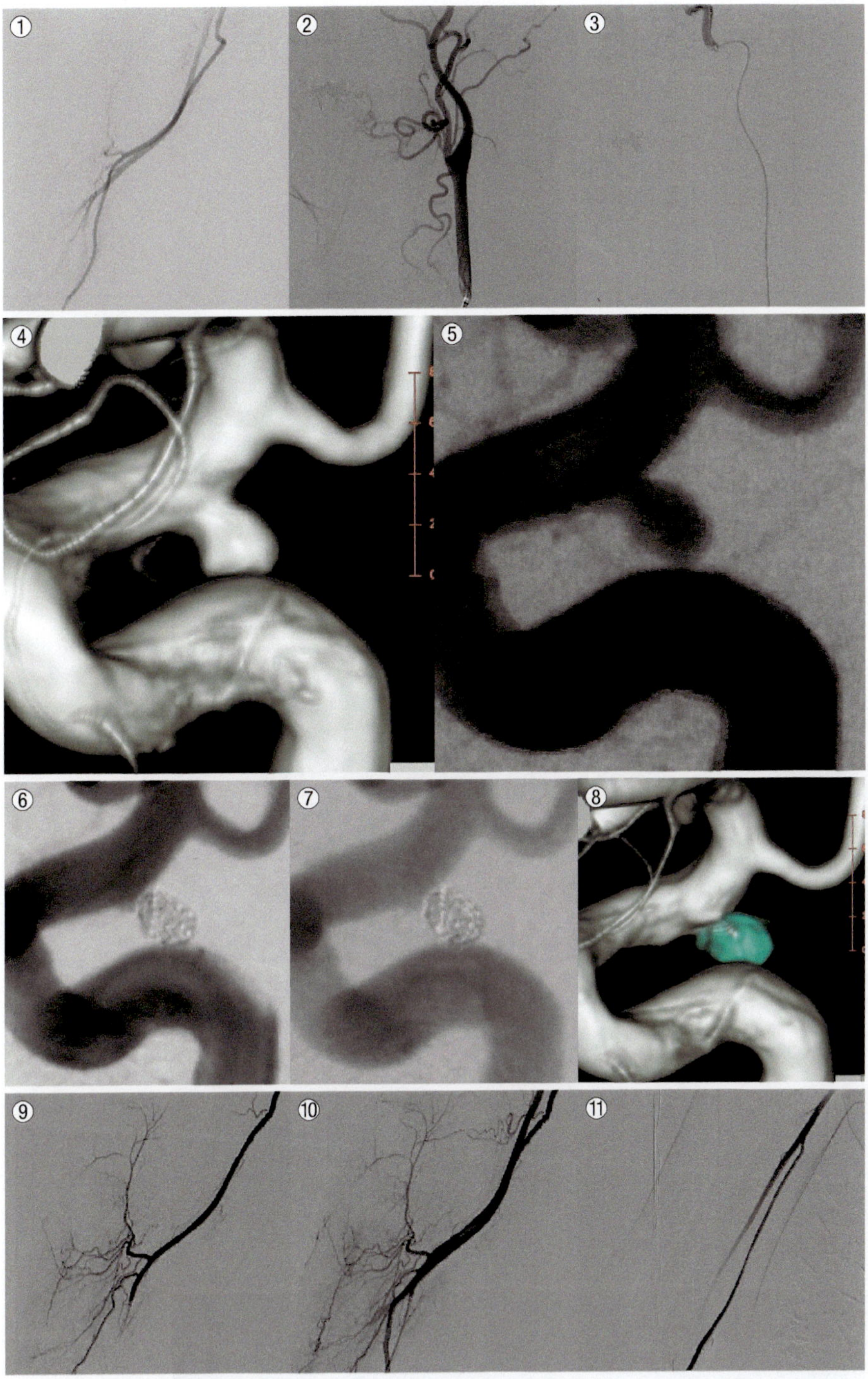

図2 術中・術後画像

ポイント

▶ 術前 MRA では大動脈弓は Type 1 であり、左 CCA への 4Fr/Stiff-J-6.5 の誘導には Push-in を予定していた。実際の手技では、システムが上行大動脈に進む傾向があった。そのために Type 1 であったが DAT によって反転することができた。

▶ 4Fr/Stiff-J-6.5 と TACTICS/125 によって十分な supportability を得ることができた。

症例 15　未破裂左前大脳動脈瘤

頭痛精査で発見された未破裂左前大脳動脈瘤

術前検査

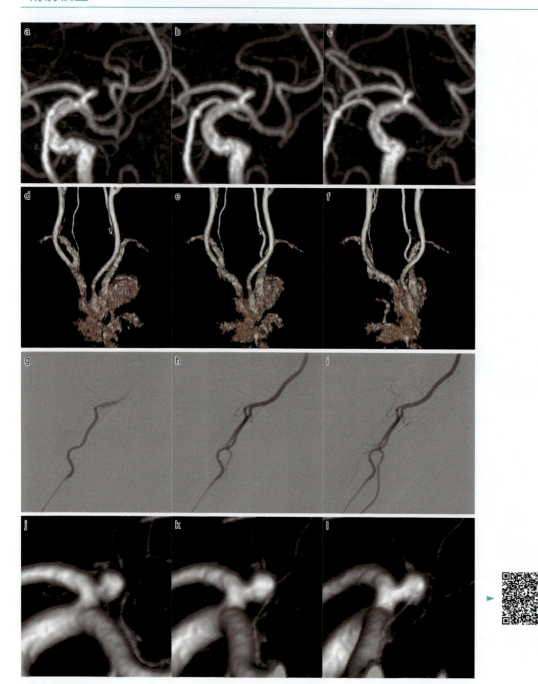

図1　術前画像

所見

► MRA にて左 A1 分岐直後に動脈瘤を認める (図1a-c)

► MRA では大動脈弓は Type 3 (図1d-f)

► 右橈骨動脈径は 4Fr シースより大きい (図1g-i)

► 3DRA では動脈瘤はアスペクト比が高くネックあり (図1j-l) (WEB·❶)

► 高さ 4.2mm、幅 2.3 × 2.5mm (図1j-l)

評価

► 動脈瘤の突出方向は、C1、A1 と同一平面上に存在する

► マイクロカテーテルを A1 に挿入後、引き抜くことで挿入可能と思われる

► 動脈瘤の形状からシンプルテクニックによるコイル塞栓が可能と思われる

► 大動脈弓は Type 3 であり、DAT により Stiff-J の反転は可能

戦略検討と技術難易度

(S) シンプルテクニックによるコイル塞栓術

▼

(S) 右橈骨動脈径は十分

▼

(M) 右 TRA から左 CCA へのアプローチ

▼

(M) Type 3 の大動脈弓、4Fr/Stiff-J を DAT & Pull-back にて左 CCA に誘導

治療戦略

1. 4Fr/Stiff-J を DAT にて反転させ、Pull-back して左 CCA に誘導
2. TACTICS を petrous portion 水平部に誘導
3. HWDUO を瘤内に挿入しコイル塞栓

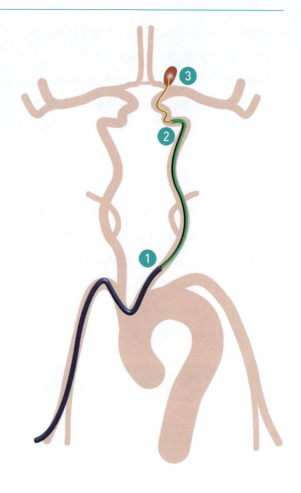

治療記録

　全身麻酔下、エコーガイド下に右 dRA を穿刺し、4Fr シースを留置した（図2①）。信州98を下行大動脈に進め、Stiff ワイヤー/300 で 4Fr/Stiff-J-6.5 にエクスチェンジした。DAT にて反転し、左 CCA に Pull-back にて挿入した（図2②）。TACTICS/130、HWDUO、Synchro/215 を組み、ロードマップ下に動脈瘤にアプローチした。TACTICS は petrous portion 水平部に進めた（図2③）。3D 撮影を行い（図2④）、ワーキングアングルを決定した（図2⑤）。ロードマップ下に HWDUO を瘤内に進めた。フレームとして、Target XL 360 SOFT 3 × 6 を挿入した（図2⑥）。さらに、i-ED COIL S 3.5 × 8、Target 360 NANO 1 × 2、i-ED COIL SS 1 × 1 を挿入し、治療を終了した（図2⑦）。塞栓後 3DRA 画像（図2⑧）。シース抜去前の橈骨動脈撮影（図2⑨）。

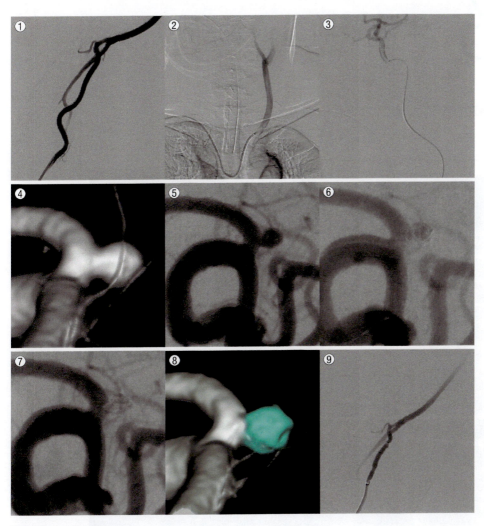

図2 術中・術後画像

ポイント

▶ TACTICSからの撮影をロードマップにしてコイル塞栓したが、CCAに留置した4Fr/Stiff-J-6.5からの造影（CCA撮影）でも動脈瘤の確認は十分に可能であった。

▶ 4Fr/Stiff-J-6.5とTACTICS/130の組み合わせにより治療を完遂するのに十分なsupportabilityが得られた。

症例 16　未破裂前交通動脈瘤

他科の術前精査で施行したMRIにて発見された前交通動脈瘤

術前検査

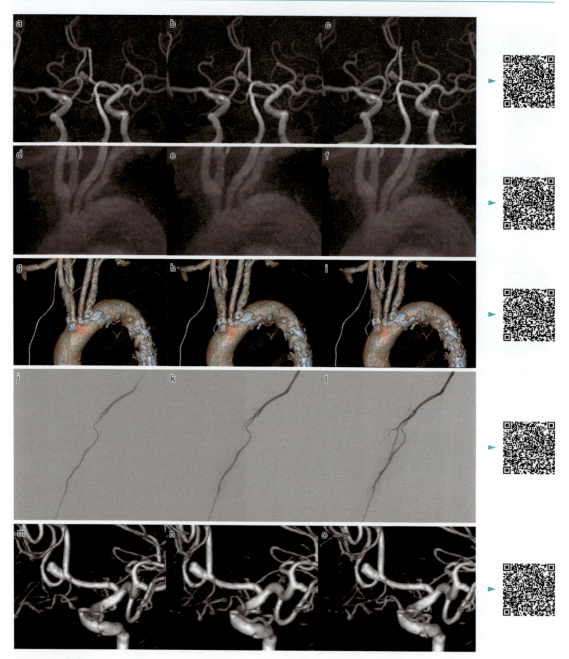

図1　術前画像

所見

► MRA で上向きの前交通動脈瘤を認める。A1 は左優位である ^(図 1a-c)（WEB・❶）

► 大動脈弓部の MRA で大動脈弓は Type 3 ^(図 1d-f)（WEB・❷）

► 大動脈弓部の 3DCTA でアプローチルートの石灰化および下行大動脈の石灰化、プラークが著明 ^(図 1g-i)（WEB・❸）

► 右橈骨動脈径は 4Fr シースと同程度 ^(図 1j-l)（WEB・❹）

► 瘤は幅 3.3 × 3.6mm、高さ 5.7mm。ワイドネックである。瘤付近からの穿通枝の分岐はない ^(図 1m-o)（WEB・❺）

評価

► 瘤はワイドネックであるが軸ズレはない。シンプルテクニックで塞栓可能

► カテーテルの安定性を高めるため、DAC を遠位に留置したい

► A1 は左優位であるため、左 ICA 経由でアプローチ

► 大動脈弓から下行大動脈の石灰化、プラークが著明であるため、この部位でのワイヤー、カテーテル操作を最小限に留める

► 右橈骨動脈径は 4Fr シースと同程度であるため、4Fr システムを構築

戦略検討と技術難易度

(S) シンプルテクニックでコイル塞栓

▼

(M) 右橈骨動脈径は 4Fr シースと同程度であり、4Fr システムを構築

▼

(M) 右橈骨動脈から左 CCA へのアプローチ

▼

(A) Type 3 アーチ、Push-in テクニックで 4Fr/Stiff-J を左 CCA に留置

治療戦略

1. Type 3、Push-in テクニックで 4Fr/Stiff-J-4-6.5 を左 CCA に留置
2. DAC として TACTICS/130 をできる限り遠位に誘導
3. シンプルテクニックでコイル塞栓

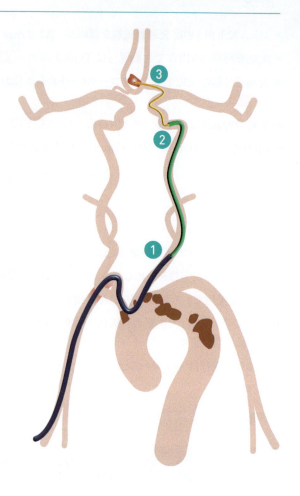

治療記録

　エコーガイドで右 dRA を穿刺し、4Fr シース/11 を留置した（図2①）（WEB・6）。シースから硝酸イソソルビド 0.2mg、ベラパミル 5mg の投与を行った（図2②）（WEB・7）。4Fr/Stiff-J-6.5 に付属の 4Fr-SY-2 を STD ワイヤー/150 を用いて上行大動脈に誘導し、ワイヤーを Stiff ワイヤー/260 に変更した。カテーテルと 4Fr シース/11 を抜去し 4Fr/Stiff-J-6.5 にエクスチェンジし腕頭動脈まで誘導した。下行大動脈に石灰化やプラークが多いため、Push-in テクニックでアプローチした。4Fr-SY-2 を大動脈弓で反転させ左 CCA に Pull-back で挿入した（図2③）。左前斜位でロードマップを作成した。SURF/180 を左 ECA に進め、4Fr-SY-2 を追従させ、さらに 4Fr/Stiff-J-6.5 を Push-in で左 CCA に挿入した。Synchro/215、HWDUO、TACTICS/130 を組み、ICA に挿入した。TACTICS を petrous portion に留置した。いったん、Synchro/215、HWDUO を抜去し、TACTICS/130 から 3DRA を行い（図2④）（WEB・8）、ワーキングアングルを決定した（図2⑤・⑥）。再度、Synchro/215、HWDUO を挿入し、動脈瘤にアプローチした。最終的に TACTICS/130 は C2 まで挿入した。HWDUO を瘤内に誘導した。Target 360 SOFT 4×15、Target 360 NANO 2.5×4 で塞栓を行った（図2⑦・⑧）。塞栓後の 3DRA 画像（図2⑨）（WEB・9）。シース抜去前の橈骨動脈撮影（図2⑩）。

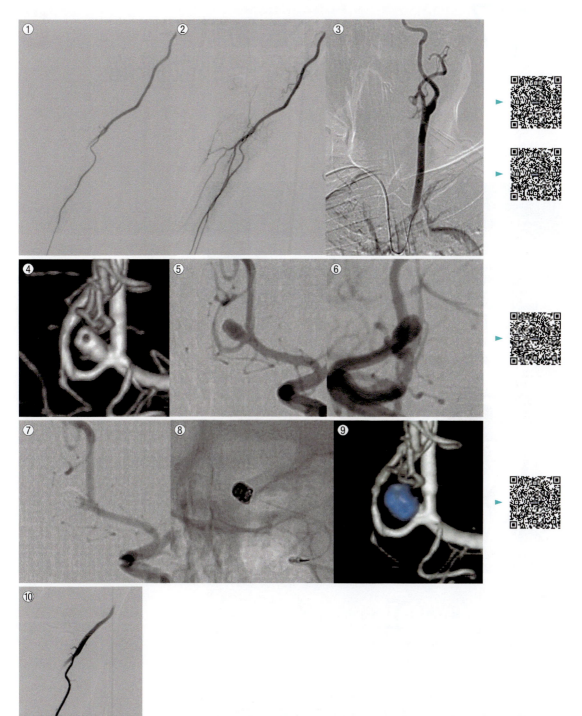

図2 術中・術後画像

ポイント

▶ 左CCAへのアプローチであったが下行大動脈に石灰化やプラークが著明であったため、Pull-back テクニックではなく Push-in テクニックでアプローチを行った。

▶ 大動脈弓は Type 3 であったが、4Fr システムであったため特に問題なく誘導することができた。

症例 **17** 未破裂右脳底動脈 ―
上小脳動脈分岐部動脈瘤

フォローアップ MRA にて増大傾向の動脈瘤

術前検査

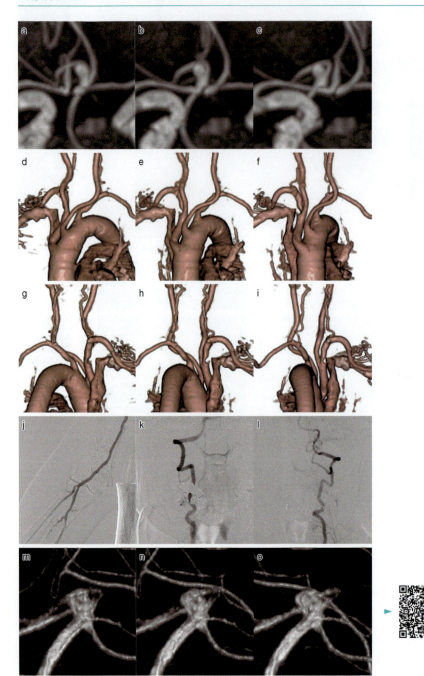

図1 術前画像

所見

- ► MRA にて右脳底動脈−上小脳動脈分岐部動脈瘤を認める (図 1a-c)
- ► 3DCTA にて大動脈弓は Type 3 (図 1d-f)
- ► 後方から大動脈弓を観察すると、両側 VA は同程度に発達 (図 1g-i)
- ► 両側 VA 起始部に強い屈曲を認める (図 1g-i)
- ► 右橈骨動脈径は 4Fr シース径とほぼ同程度 (図 1j)
- ► 血管撮影では両側 V2 に蛇行を認める (図 1k、l)
- ► 鎖骨下動脈撮影による 3DRA。左右ともに造影能としては十分ではない (図 1m-o)(**WEB▶①**)
- ► 動脈瘤サイズは、3.2mm、幅 4.0 × 3.1mm、ネック 3.0mm (図 1m-o)

評価

- ► 動脈瘤の形状からコイル塞栓時には adjunctive テクニックが必要と判断
- ► 両側 VA 蛇行所見から、VA への大口径システムのカニュレーションはリスクあり
- ► Adjunctive テクニック、両側 VA 蛇行所見から小口径システムによる両側 VA アプローチが必要と判断
- ► 両側橈骨動脈からそれぞれ同側 VA へのアプローチを選択
- ► 4Fr シース以下のシステムであれば両側 TRA は可能と判断
- ► 小口径 DAC を両側 VA のできる限り遠位に誘導する

戦略検討と技術難易度

(M) Adjunctive テクニックを用いたコイル塞栓

▼

(M) 右橈骨動脈径は 4Fr シース径と同等。左橈骨動脈穿刺も必要。
Adjunctive テクニックの必要性、両側 VA 蛇行所見から両側 TRA が必要

▼

(M) 両側橈骨動脈からそれぞれ同側 VA へのアプローチ

▼

(M) 両側 VA 起始部に屈曲あり、両側 VA に小口径 DAC を誘導

治療戦略

1. 3Fr/アクセル STA を右橈骨動脈から挿入
2. 3Fr/アクセル STA を左橈骨動脈から挿入
3. それぞれの Stiff-J から小口径 DAC を同側 VA のできる限り遠位に誘導
4. Jailing テクニックを使用したステント併用コイル塞栓

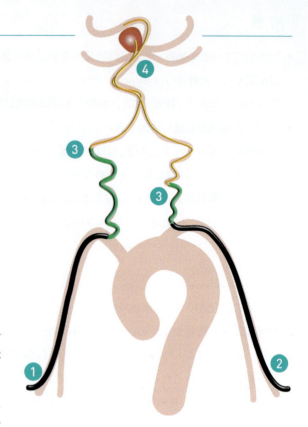

治療記録

　全身麻酔下、エコーガイド下に右 dRA を穿刺し 3Fr シース/11 を留置した（図2①）。Medikit ワイヤー/150 で 3Fr/アクセル STA にエクスチェンジした。次いで、エコーガイド下に左 dRA を穿刺し同様に 3Fr シース/11 を留置し（図2②）、3Fr/アクセル STA にエクスチェンジした。両側の鎖骨下動脈撮影を示す（図2③・④）。まず左 3Fr/アクセル STA から Venture、HW21、TACTICS/125 を組み、左 VA にアプローチした。3Fr/アクセル STA を V2 遠位に進めると、順行性血流が消失した。3Fr/アクセル STA を VA 起始部に下げると順行性血流が回復した。しかし TACTICS/125 を V2 遠位に進めると血管攣縮が生じ順行性血流が低下した。TACTICS から Guidepost/120 に変更すると順行性血流が維持された。続いて、右 3Fr/アクセル STA から Venture、HW21、TACTICS/125 を組み右 VA にアプローチした。TACTICS を V3 に誘導、順行性血流は維持された（図2⑤・⑥）。右 VA から 3DRA を撮影し（図2⑦）（WEB・2）ワーキングアングルを決定（図2⑧）、動脈瘤サイズ、ネック径、血管径を計測した。右 VA 経由で HWDUO を TENROU 先行で瘤内に挿入した。i-ED COIL ES 3×6 を瘤内に数巻きした。左 VA から HWDUO を TENROU 先行で右 PCA に進めた（図2⑨）。右 P1 から BA に ATLAS 3×21 を展開した（図2⑩）。i-ED COIL ES 3×6 をすべて瘤内に挿入し、左 VA の Guidepost/120 から撮影し右 SCA の血流が良好であることを確認した。i-ED COIL ES 3×6、i-ED COIL SS 1×2 を挿入した（図2⑪）。塞栓後 3DRA 画像（図2⑫）。シース抜去前の橈骨動脈撮影（図2⑬・⑭）。塞栓前後 MRA（図2⑮・⑯）。

ポイント

▶ 両側 VA に強い屈曲を認めたが、両側 VA から小口径システムでアプローチすることで 2 軸を得た。
▶ 左 VA は特に屈曲が強かったが、Guidepost を挿入すると順行性血流が維持された。

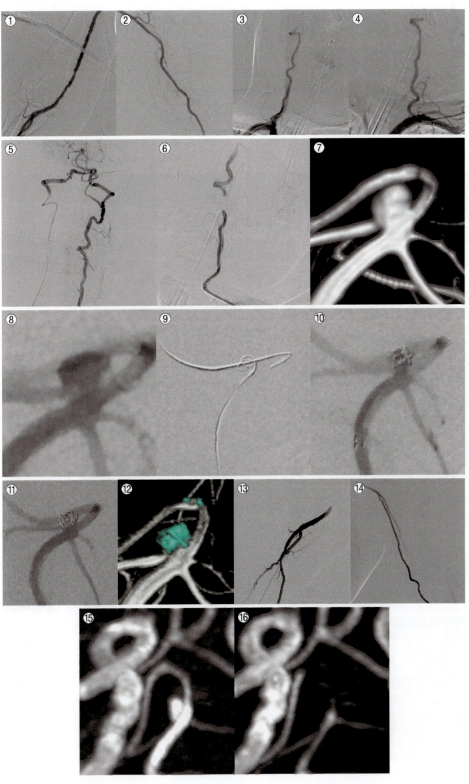

図2 術中・術後画像

症例 18 未破裂脳底動脈分岐部動脈瘤

頭痛精査にて施行した MRI にて発見された未破裂脳動脈瘤

術前検査

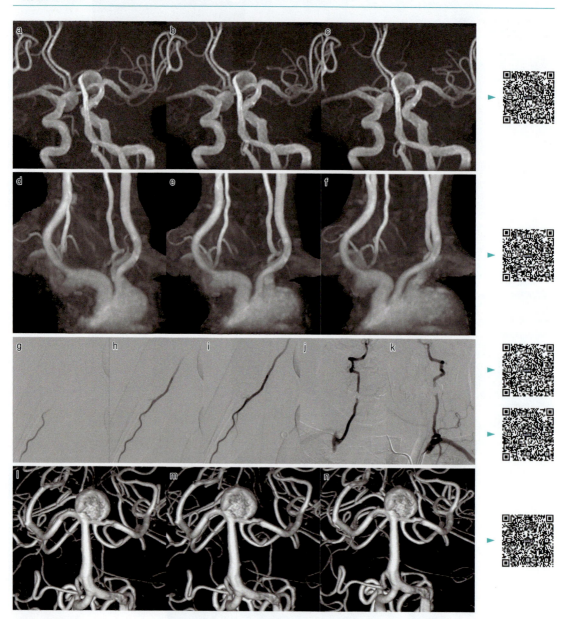

図1 術前画像

所見

► MRA にて脳底動脈瘤あり。他に右内頚動脈瘤を認める (図1a-c)(**WEB・1**)

► MRA にて大動脈弓は Type 3。VA は右よりも左でより発達している (図1d-f)(**WEB・2**)

► 右橈骨動脈径は 4Fr シース径より大きい (図1g-i)

► 両側鎖骨下動脈撮影：右 VA に目立った蛇行は見られないが、左 VA 起始部に強い蛇行あり (図1j、k)
(**WEB・3** **WEB・4**)

► 瘤サイズは幅 12.2×12.2mm、高さ 9.7mm、ワイドネック。瘤は左 P1 に騎乗している (図1l-n)(**WEB・5**)

評価

► 脳底動脈瘤の形状からステントを併用したコイル塞栓術が必要と判断

► 右 VA 起始部の角度から、右 VA へのアクセスは右 TRA により可能

► 左 VA 起始部の蛇行が強く、大口径カテーテルの誘導は困難と判断

► ステントは右 PCA から BA にかけて展開することによって血管を直線化させ、動脈瘤への血流を変化させたい。瘤は左 P1 に騎乗しているため、コイル塞栓時に左 P1 へのコイルの逸脱が予想される。マイクロカテーテルを左 PCA に誘導してコイルの逸脱を防ぎたい。

► 以上から、右 VA にストレート形状の 4Fr ガイディングシースを誘導、DAC を可能な限り遠位に誘導、ステント展開、Transcell テクニックによるコイル塞栓を行う。左 VA には小口径 DAC のみ挿入し、マイクロカテーテルを左 PCA に誘導してカテーテルアシストとする。

戦略検討と技術難易度

(A) Transcell テクニックとカテーテルアシストテクニックによるコイル塞栓

▼

(M) 右橈骨動脈径は十分であるが、左橈骨動脈も穿刺する必要あり

▼

(M) 右橈骨動脈から右 VA へ、左橈骨動脈から左 VA へアプローチ

▼

(M) 右 TRA：ストレート形状の 4Fr ガイディングシースを右 VA に誘導、
左 TRA：小口径 DAC を左 VA に直接挿入

治療戦略

1. 両側 TRA
2. 右 TRA にて 4Fr FUBUKI DK/80 を右 VA に挿入し、DAC をできる限り遠位に誘導、ステント展開およびコイル塞栓に使用
3. 左 TRA にて 3Fr アクセル/STA を左鎖骨下動脈に誘導、左 VA に TACTICS/130 を誘導、左 PCA を確保
4. ステントおよびカテーテルアシストによるコイル塞栓

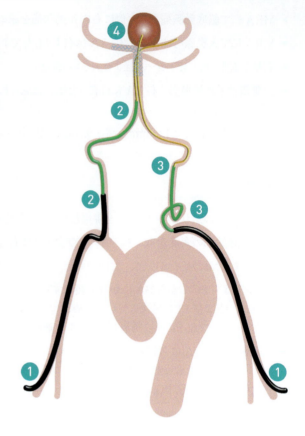

治療記録

　全身麻酔下、左橈骨動脈を 22G 針で穿刺、3Fr シースを挿入した（図2①）。右 dRA をエコーガイド下に 22G 針で穿刺、4Fr シース/11 を留置した（図2②）。右の 4Fr シースを 4Fr FUBUKI DK/80 に入れ替え、4Fr/Cerulean/133 と STD ワイヤー/150 を用いて右 VA に誘導した（図2③）。左の 3Fr シースを 3Fr/アクセル STA に入れ替え（図2④）、TACTICS/130、HWDUO、Synchro/215 の組み合わせで、TACTICS/130 を左 V3（図2⑤・⑥）、HWDUO を V4 に誘導した。右の 4Fr FUBUKI DK/80 に TACTICS/130、HW21、Synchro/215 を挿入し、4Fr FUBUKI DK/80 を右 V2 遠位部、TACTICS/130 を BA に誘導した。3DRA、頭蓋内コントロール撮影を行った（図2⑦・⑧）。右の TACTICS から HW21 を Synchro/215 を用いて右 P3 に誘導。E2 を P2 から BA にかけて展開（図2⑨）。Cone-beam CT にてステントの血管壁への圧着が良好であることを確認（図2⑩）（WEB・6）。左の HWDUO を Synchro/215 を用いて E2 のストラットを越えて左 PCA に誘導し、カテーテルアシストとした（図2⑪）。右の TACTICS から HWDUO を Synchro/215 を用いて、Transcell テクニックにて瘤内に誘導、フレーム作成を行い、コイルを挿入した（図2⑫）。最終的に Target 360、i-ED、HydroFrame18 など 18 本のコイルを挿入、撮影にて瘤内への造影剤の filling は見られず、手技を終了した（図2⑬）。コイルが左 P1 に逸脱することはなかった。術後 MRA にて瘤の描出なし（図2⑭）。

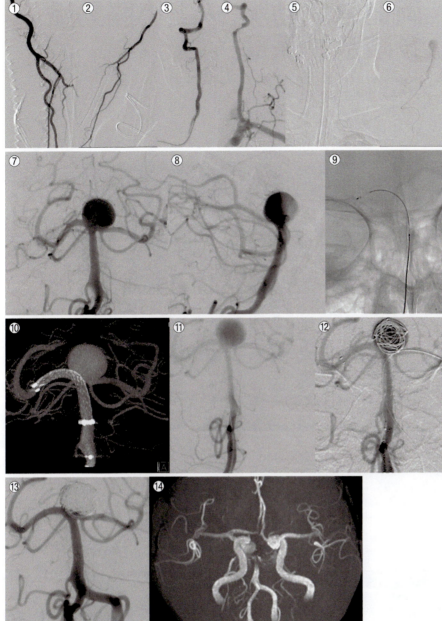

図2 術中・術後画像

ポイント

▶ 左VAは起始部に強い蛇行を認めたため、左VAに直接TACTICSを挿入した。その結果、左VAの血管損傷や血流停滞を生じることなくTACTICSを最終的に左V3に誘導することができた。さらにマイクロカテーテルを左PCAに誘導することができた。

▶ ステントおよびカテーテルアシストの併用によって両側P1を温存した良好なコイル塞栓を実施することができた。

症例 19 両側脳底動脈 — 上小脳動脈分岐部動脈瘤

もやもや病のフォローアップ中に増大を認めた

術前検査

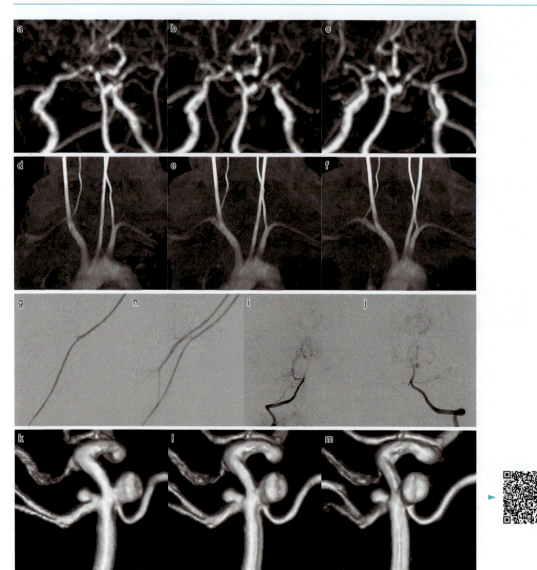

図1 術前画像

所見

- ► MRA にてもやもや病あり。両側性に ACA、MCA、PCA の描出が不良 (図 1a-c)
- ► BA 末端部からは拡張した穿通枝の描出あり (図 1a-c)
- ► MRA では大動脈弓は Type 2 (図 1d-f)
- ► 左 VA のほうが右 VA よりもやや発達 (図 1d-f)
- ► 両側ともに VA の分岐角度は鎖骨下動脈に対してほぼ垂直に分岐 (図 1d-f)
- ► 右橈骨動脈撮影により brachioradial artery と判明、血管径は 4Fr シースとほぼ同等 (図 1g、h)
- ► 右 VA 撮影では動脈瘤の描出不良、左 VA 撮影では動脈瘤は良好に描出 (図 1i、j)
- ► 両側性に上小脳動脈分岐部に動脈瘤あり (図 1k-m) **(WEB·①)**
- ► 動脈瘤のサイズは右：1.5mm、左：3.4mm、ともにワイドネックではない (図 1k-m)

評価

- ► もやもや病に伴う脳底動脈瘤
- ► 右動脈瘤のサイズは小型だがアスペクト比が高い
- ► 一期的に両側の瘤を治療：動脈瘤の形状からシンプルテクニックにてコイル塞栓可能
- ► VA は左が発達、左 VA からアプローチ、撮影可能
- ► Brachioradial artery であるが、4Fr シースであれば挿入可能と判断
- ► Cubital crossover への迷入に注意が必要
- ► 左鎖骨下動脈起始部から左 VA 分岐部までの長さは約 5cm

戦略検討と技術難易度

Ⓜ シンプルテクニックによるコイル塞栓術、動脈瘤は両側

▼

Ⓜ 右橈骨動脈はやや細径だが、4Fr システムであれば挿入可能と判断

▼

Ⓜ 右 TRA から左鎖骨下動脈、左 VA にアプローチ

▼

Ⓜ 4Fr/Stiff-J を DAT & Pull-back にて左 VA 内に誘導

治療戦略

① 右 TRA にて 4Fr/Stiff-J-6.5 を左鎖骨下動脈、さらに左 VA に誘導
② TACTICS/125 を左 V4 に挿入
③ HWDUO を瘤内に挿入し、両側瘤をシンプルテクニックにてコイル塞栓

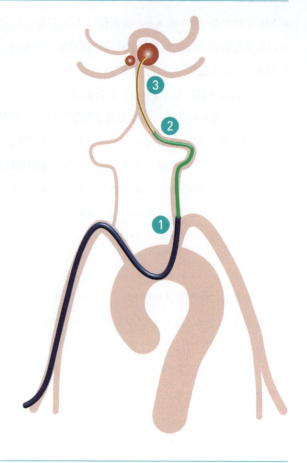

治療記録

全身麻酔下、エコーガイド下に右 dRA を確保しようとしたが、静脈に 4Fr シースが挿入された（図2①）（WEB・②）。

dRA 穿刺を諦め、エコーガイド下に右 cRA を穿刺、4Fr シースを留置した（図2②）。信州 98 を下行大動脈に進め、Stiff ワイヤー/300 を用いて 4Fr/Stiff-J-6.5 にエクスチェンジし、DAT にて 4Fr/Stiff-J-6.5 を反転した。Pull-back テクニックにて 4Fr/Stiff-J-6.5 先端を左鎖骨下動脈起始部に挿入、撮影してロードマップを作成した（図2③）。4Fr/Cerulean/133 と SURF/180 にて左 VA を選択した状態で、4Fr/Stiff-J-4-6.5 を Pull-back して先端を左 VA 起始部に挿入（図2④）、4Fr/Cerulean/133 と SURF/180 を抜去した。ロードマップをアップデートして、スチームシェイプした TACTICS/125、HWDUO を Synchro/215 を使って動脈瘤にアプローチした（図2⑤）。TACTICS/125 は V4 に留置（図2⑥）。3D 撮影を行い、ワーキングアングルを決定した（図2⑦）。まず、左側の瘤内に HWDUO を挿入した。Target 360 ULTRA 3×6 にてフレームを作成、Target 360 NANO 1×2、OPTIMA 1×2 を挿入して塞栓を終了した（図2⑧）。次に右側の瘤内にアプローチした。HW17 の先端形状を S 字状にスチームシェイプしたところ瘤内に挿入できた。OPTIMA 1×3、OPTIMA 1×2 を挿入し治療を終了した（図2⑨）。塞栓後の 3DRA 画像（図2⑩-⑫）（WEB・③）。シース抜去前の右橈骨動脈撮影（図2⑬）。術後 MRA では両側の動脈瘤の描出なし（図2⑭-⑯）。

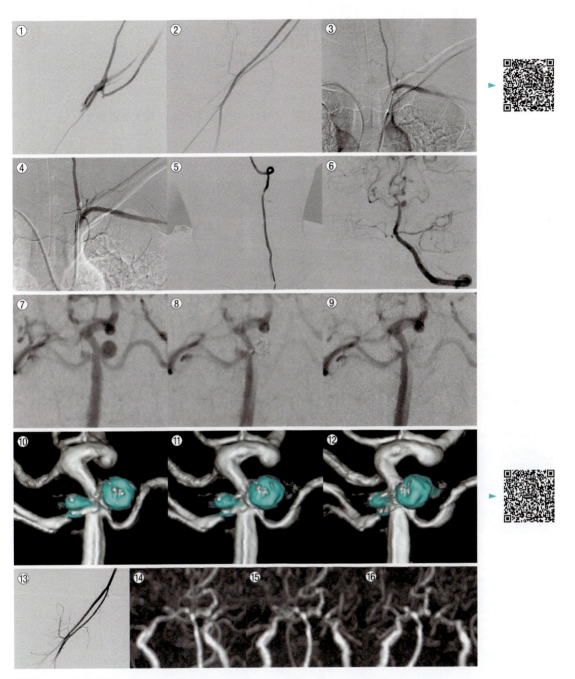

図2 術中・術後画像

ポイント

► 術中に十分な造影能を得るために、4Fr/Stiff-J-6.5 を左 VA に挿入する必要があった。左 VA 起始部までの鎖骨下動脈の長さは 5cm であった。折り返し長 6.5cm の 4Fr/Stiff-J-6.5 を選択し、想定通りに 4Fr/Stiff-J-6.5 先端が左 VA に挿入された。

► コイル塞栓時の 4Fr/Stiff-J-6.5 と TACTICS/125 による supportability は十分であった。

症例 20 左椎骨動脈瘤

10年以上前にラップクリップされた左椎骨動脈瘤。フォローアップMRIにて増大を認めた

術前検査

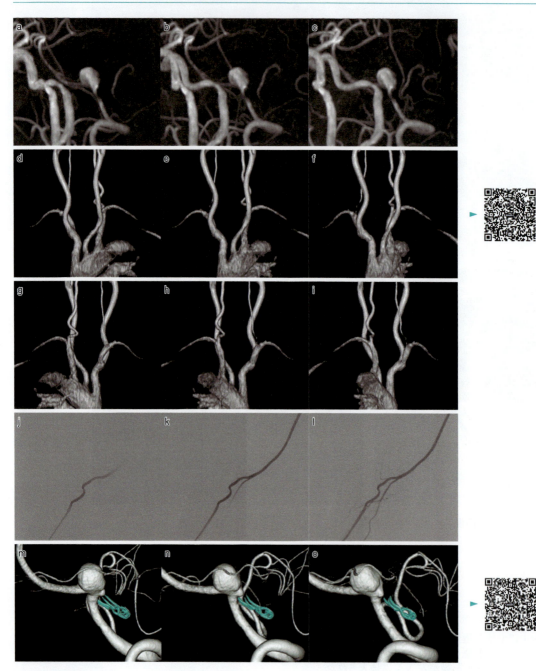

図1 術前画像

所見

- ► MRI にて左椎骨動脈瘤を認める (図 1a-c)
- ► MRA では大動脈弓は Type 3 (図 1d-f) (**WEB·❶**)
- ► 左 VA 起始部に屈曲あり (図 1g-i)
- ► 右橈骨動脈は 4Fr シースとほぼ同等 (図 1j-l)
- ► 左 PICA 起始部は動脈瘤ネックとは離れている (図 1m-o) (**WEB·❷**)
- ► 動脈瘤は最大径 16mm、ワイドネック (図 1m-o)

評価

- ► 動脈瘤はワイドネックであり、ステント併用コイル塞栓術を行う
- ► 動脈瘤は屈曲部に存在し、かつ高さがある
- ► Transcell テクニックによるコイル塞栓を行う
- ► ステント留置による母血管の直線化を図りたい

戦略検討と技術難易度

Ⓜ ステント留置後に Transcell テクニックにてコイル塞栓、4Fr システム

▼

Ⓜ 右橈骨動脈径から 4Fr システムであれば可能

▼

Ⓜ 右 TRA から左 VA へのアプローチ

▼

Ⓜ 大動脈弓 Type 3：DAT & Pull-back にて 4Fr/Stiff-J を左鎖骨下動脈に誘導

治療戦略

1. 4Fr/Stiff-J-6.5 を DAT & Pull-back にて左鎖骨下動脈に誘導
2. TACTICS をできる限り動脈瘤の近くまで誘導
3. E2 を母血管に展開
4. HWDUO を Transcell テクニックにて瘤内に挿入、コイル塞栓

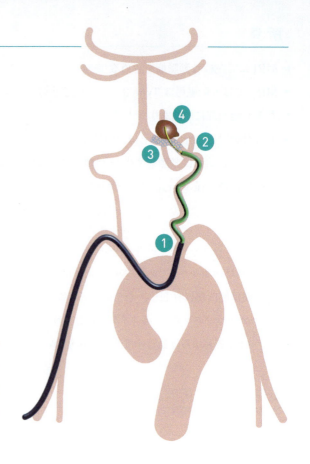

治療記録

全身麻酔下、エコーガイド下に右 dRA を穿刺し 4Fr シースを留置した（図2①）。4Fr-SY-2 を上行大動脈に誘導、Stiff ワイヤー/300 を挿入し、4Fr-SY-2 および 4Fr シースを抜去した。ダイレーターを装着した 4Fr/Stiff-J-6.5 にエクスチェンジした。4Fr-SY-2 を用いて 4Fr/Stiff-J-6.5 を DAT にて上行大動脈内にて反転し、Pull-back にて左鎖骨下動脈に誘導した（図2②）。ヒートシェイプした TACTICS/125、HW21、Synchro/215 を組み、ロードマップ下に左 VA にアプローチした（図2③）。TACTICS は V4 に進めた。いったん HW21 を抜去し、TACTICS から 3D 撮影を行い（図2④）（WEB・3）、ワーキングアングルを決定した（図2⑤・⑥）。再度 HW21 を BA に進め、E2 4×23 を母血管に展開した（図2⑦）。HWDUO を Transcell テクニックにて瘤内に進め、Target XL 360 SOFT 10×40 にてフレーム作成した。HydroSoft 3D 8×33、HydroSoft 3D 7×28、HydroSoft 3D 4×12 を2本、i-ED Complex ∞ 2-3×10 を2本、i-ED Complex ∞ 3-5×20、i-ED Complex ∞ 2-3×6 にて filling した。さらに近位側瘤内に HWDUO を挿入し直して、Target XL 360 SOFT 3×9 を2本、Target 360 ULTRA 3×8 を2本挿入して治療を終了した（図2⑧）。塞栓後 3DRA 画像（図2⑨）（WEB・4）。シース抜去前の橈骨動脈撮影（図2⑩）。

ポイント

- 左 VA 起始部までの鎖骨下動脈の長さから、4Fr/Stiff-J-6.5 は左 VA に届かなかったが、コイル塞栓に必要な造影能は鎖骨下動脈からの撮影で十分であった。
- ステント留置時および Transcell テクニックによるコイル塞栓時における 4Fr/Stiff-J-6.5 と TACTICS/125 による supportability は十分であった。

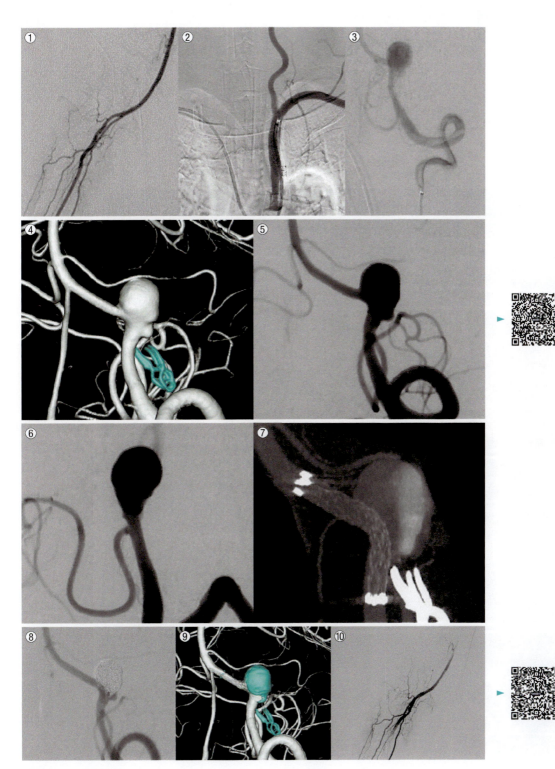

図2 術中・術後画像

症例 21 未破裂前交通動脈瘤

脳梗塞精査目的に施行した MRI にて発見された未破裂前交通動脈瘤

術前検査

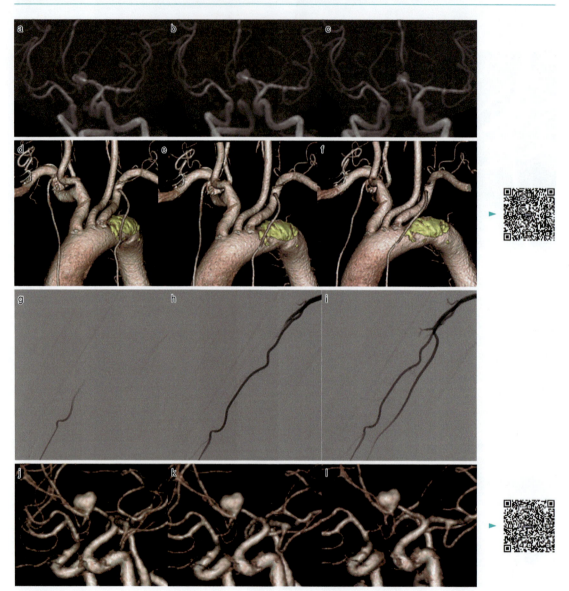

図1 術前画像

所見

▶ 上方に突出する未破裂前交通動脈瘤。A1 は左優位 (図 1a-c)

▶ 3DCTA にて大動脈弓は Type 1 (図 1d-f) (WEB・❶)

▶ 右橈骨動脈径は 4Fr シース径より大きい (図 1g-i)

▶ 3DCTA にて瘤はハート型 (高さ 6.8mm、幅 8.2 × 10.2mm)、ワイドネック (図 1j-l) (WEB・❷)

評価

▶ 動脈瘤はワイドネックであるが瘤形状からシンプルテクニックによるコイル塞栓は可能と判断

▶ シンプルテクニックが困難な場合には adjunctive テクニックによるコイル塞栓を検討

▶ マイクロカテーテルの安定性を高めるため、DAC はできる限り遠位に誘導したい

▶ A1 は左優位であり、左 ICA を介したアプローチ

▶ 大動脈弓は Type 1 であり、7Fr/Rist/95 を使ったシステムを選択

▶ Rist 使用時には肉薄 7Fr ロングシースを使用する

▶ 右橈骨動脈径から、肉薄 7Fr シースは挿入可能と判断

戦略検討と技術難易度

(S) シンプルテクニックによるコイル塞栓

▼

(M) 右橈骨動脈径から肉薄 7Fr シースは挿入可能と判断

▼

(M) 右橈骨動脈から左 CCA へのアプローチ

▼

(M) Rist Selective、ハーフスティッフワイヤーにて 7Fr/Rist を左 ICA に誘導

治療戦略

1. 右 dRA により 7Fr シース Prelude を挿入
2. Rist Selective を使って 7Fr/Rist を左 ICA に誘導
3. DAC として Phenom plus をできる限り遠位に誘導
4. シンプルテクニックによるコイル塞栓

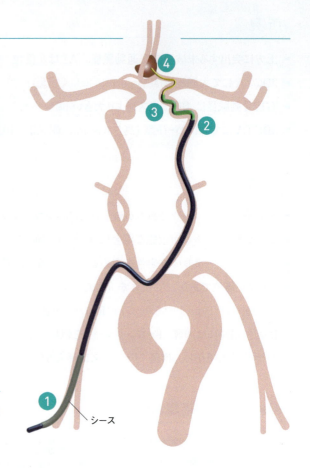

治療記録

　全身麻酔下、エコーガイド下に右 dRA を穿刺、4Fr シース/7 を留置した（図2①）。硝酸イソソルビド 2mg とベラパミル 5mg をシースより動注し（図2②）、4Fr シース/7 を 7Fr シース Prelude に交換した。7Fr シース Prelude 先端は上腕動脈遠位部に到達した。STD ワイヤー/150、Rist Selective、7Fr/Rist/95 を組み、7Fr/Rist/95 を腕頭動脈に誘導した。Rist Selective を大動脈弓内で反転させ、左 CCA に Pull-back して挿入した（図2③）。ロードマップ下にハーフ Stiff/180 を左 ICA に誘導し、Rist Selective の位置は動かさずに 7Fr/Rist/95 を左 ICA に誘導した（図2④）。7Fr/Rist/95 から頭蓋内コントロール撮影、3DRA 撮影を行い（図2⑤）（WEB・3）、ワーキングアングルを決定した（図2⑥・⑦）。

　Synchro/215、SL-10、Phenom plus の組み合わせで、Phenom plus を C3 に進め、SL-10 を瘤内に誘導した。Target 360 SOFT 9×30、Target 360 ULTRA 3×6（図2⑧・⑨）、3×8、Target 360 NANO 3×4、2×4 にて瘤内塞栓を行った（図2⑩・⑪）。塞栓後 3DRA 画像（図2⑫）（WEB・4）。7Fr シース Prelude 抜去前の橈骨動脈撮影では問題なし（図2⑬）。

ポイント

▶ 7Fr シース Prelude を使用することで、橈骨動脈を「スキップ」して直接上腕動脈にアプローチすることができた。これを介して TRN を行うことにより橈骨動脈の血管攣縮による影響を恐れずに治療することができる。

▶ Phenom plus を遠位に誘導することができたため、マイクロカテーテル操作が安定し、シンプルテクニックによる良好なコイル塞栓が可能であった。

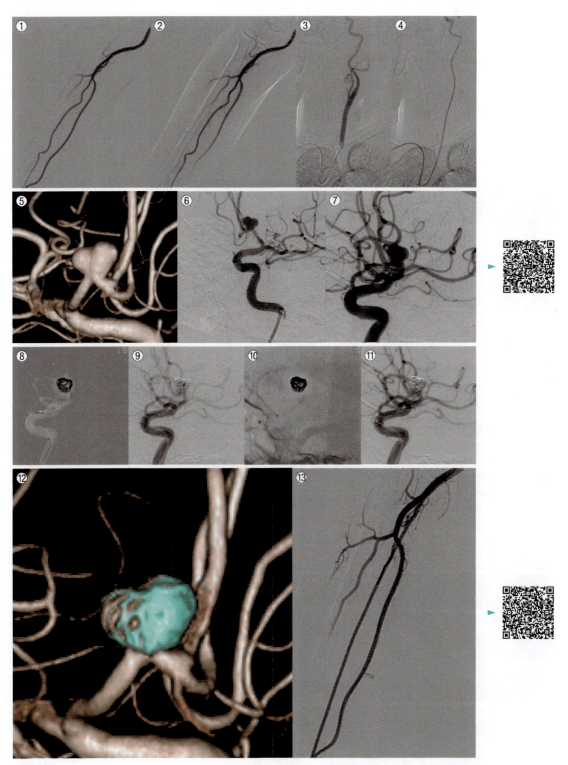

図2 術中・術後画像

149

症例 22 未破裂前交通動脈瘤

フォローアップ MRA にて増大傾向の前交通動脈瘤

術前検査

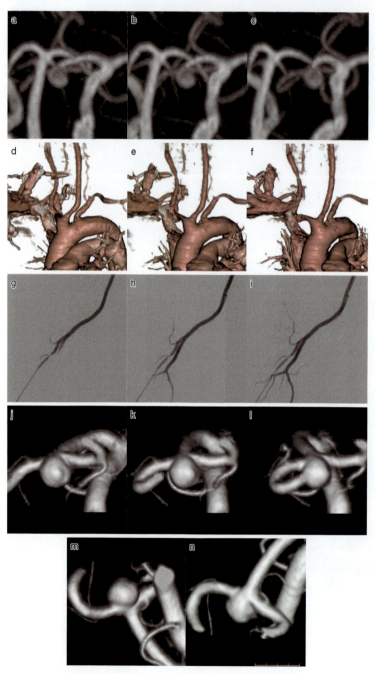

図1 術前画像

所見

- ▶ MRA にて下向きに突出する前交通動脈瘤を認める (図 1a-c)
- ▶ A1 は左側優位 (図 1a-c)
- ▶ 3DCTA にて左 CCA は Bovine type (図 1d-f) (WEB・1)
- ▶ 右橈骨動脈に血管攣縮を認めるが、血管径は 4Fr シース径よりも大きい (図 1g-i)
- ▶ 3DRA：動脈瘤サイズは高さ 4.7mm、幅 6.0 × 5.8mm、ネック径 3.4mm (図 1j-n)

評価

- ▶ 動脈瘤はワイドネック、adjunctive テクニックが必要と判断
- ▶ 左 A1 の血管径は 2mm 以上、ダブルカテーテルテクニックは可能と判断
- ▶ 左 CCA は Bovine type で、右橈骨動脈から左 CCA へのアクセスは可能
- ▶ 右橈骨動脈径は十分に発達、6Fr シース挿入可能と判断
- ▶ マイクロカテーテルの微細なコントロールのために DAC はできる限り遠位に誘導

戦略検討と技術難易度

(M) ダブルカテーテルテクニックによるコイル塞栓

▼

(S) 右 TRA により 6Fr ガイディングシースを挿入

▼

(M) 右橈骨動脈から左 CCA にアプローチ

▼

(M) Bovine type の左 CCA、6Fr ストレート形状ガイディングシースを
左 CCA に Push-in テクニックにて誘導

治療戦略

① 6Fr/アクセル STA を左 CCA に Push-in にて誘導
② 6Fr DAC をできる限り遠位に誘導
③ ダブルカテーテルテクニックにてコイル塞栓

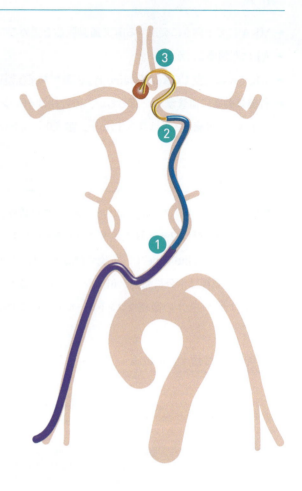

治療記録

　全身麻酔下、頭部を左に回旋、vertex up して固定した。エコーガイド下に右 dRA を穿刺し、4Fr シース/11 を留置した（図2①）。信州98で大動脈を確保し、AES ワイヤー/300 にて 6Fr/アクセル STA にエクスチェンジして、腕頭動脈に誘導した。ヒートシェイプした 4Fr/Cerulean/133、DD6/113 を SURF/180 を使って 6Fr/アクセル STA に挿入、ロードマップ下に、左 CCA から ECA に 4Fr/Cerulean /133、DD6/113 を進めた。ワイヤーを AES ワイヤー/300 に変更し、6Fr/アクセル STA を左 CCA に誘導した（図2②・③）。ロードマップ下に SURF/180 を先行させ 4Fr/Cerulean/133、DD6/113 を petrous portion 水平部に進めた（図2④）。順行性血流に問題なし。3DRA 撮影（図2⑤）し、ワーキングアングルを決定した（図2⑥）。GREACH を Venture にて瘤内にアプローチし、挿入した。Target 360 ULTRA 3.5 × 8 にてフレームを作成した。セカンドカテーテルとして SL-10/45 をコイルマス内に挿入した。セカンドカテーテルから Target 360 ULTRA 3.5 × 8、Target 360 NANO 2.5 × 4、Target 360 NANO 2 × 3 を挿入しデタッチした。フレームをデタッチし、Target 360 NANO 1 × 2 を2本挿入し治療を終了した（図2⑦）。コイル塞栓後の 3DRA 画像（図2⑧）。シース抜去前の橈骨動脈撮影（図2⑨）。術後 MRA では脳動脈瘤の描出なし（図2⑩-⑫）。

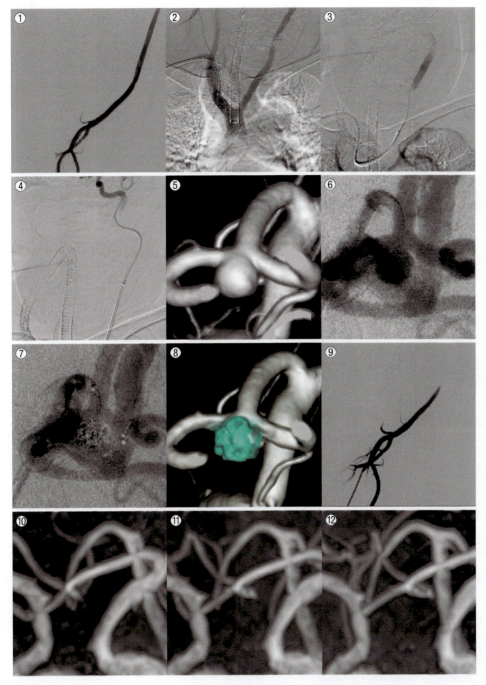

図2 術中・術後画像

ポイント

▶ 腕頭動脈に誘導した 6Fr/アクセル STA から腕頭動脈撮影を行い、このロードマップを使用することによって、4Fr/Cerulean/133、DD6/113 を Bovine type の左 CCA にスムーズに誘導することができた。

症例 23 未破裂左内頚動脈 ─ 後交通動脈分岐部動脈瘤

MRIフォローアップにて増大傾向の動脈瘤

術前検査

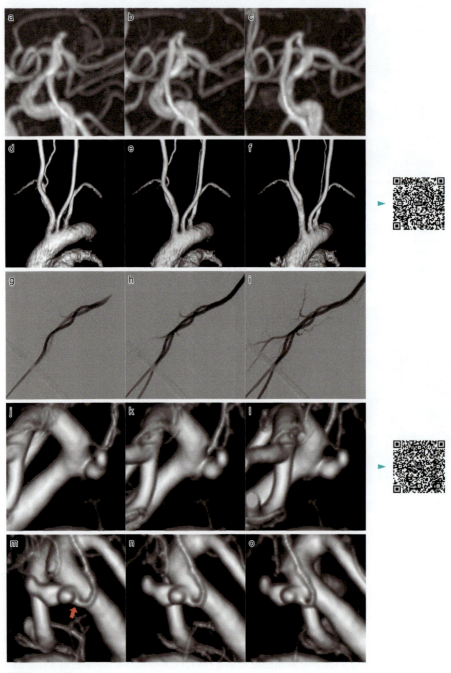

図1 術前画像

所見

▶ MRA にて不整形の左内頸動脈瘤を認める (図 1a-c)

▶ MRA では大動脈弓は Type 1 (図 1d-f) (**WEB・❶**)

▶ 右橈骨動脈径は 4Fr シース径より大きい (図 1g-i)

▶ 動脈瘤：最大径は 6.4mm、bleb を伴う (図 1j-o) (**WEB・❷**)

▶ 3DRA では動脈瘤の近位部から PCoA が分岐している (図 1m：矢印)

評価

▶ 大動脈弓には目立った動脈硬化は見られない

▶ 右橈骨動脈に 6Fr シースが挿入可能と判断

▶ 動脈瘤は不整形であり、ダブルカテーテルテクニックによるコイル塞栓を選択

▶ PCoA を温存するためにマイクロカテーテルの良好なハンドリングが必要

▶ 6Fr DAC をできる限り遠位に誘導したい

戦略検討と技術難易度

(M) ダブルカテーテルテクニックによるコイル塞栓

▼

(S) 右橈骨動脈径は十分に大きい：6Fr システムを選択

▼

(M) 右橈骨動脈から左 CCA にアプローチ

▼

(M) Type 1 の大動脈弓で、6Fr/Stiff-J を左 CCA に誘導

治療戦略

① 6Fr/Stiff-J を左 CCA に誘導
② 6Fr DAC をできる限り遠位に誘導
③ ダブルカテーテルテクニックによるコイル塞栓

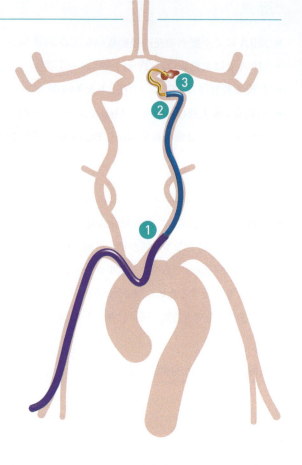

治療記録

　全身麻酔下、頭部を左に回旋、左に tilt して固定した。エコーガイド下に右 dRA を穿刺し 4Fr シース/17 を留置した（図2①）。ロードマップ下に信州 98 と Medikit ワイヤー/150 で大動脈弓内に誘導、Stiff ワイヤー/300 を用いて Stiff-J-1-8.0 にエクスチェンジした。6Fr-SY-2 を左 ECA に進め、ワイヤーを AES ワイヤー/300 に変更した後に Push-in にて Stiff-J-1-8.0 を左 CCA に進めた（図2②）。ロードマップを作成し、Synchro/215、Offset/150、6Fr/Vecta71/125 を組み、左 ICA にアプローチした。6Fr/Vecta71/125 を petrous portion 水平部に誘導した（図2③）。3D 撮影を行い（図2④-⑥）（WEB・3）、ワーキングアングルを決定した（図2⑦）。HWDUO を瘤内に誘導した。Target Tetra 2×2.5 をドームの最深部に挿入した。続いて Target 360 ULTRA 3×10 を挿入しデタッチした。さらに Target 360 ULTRA 3×8 を挿入しデタッチ、Target 360 ULTRA 3×6 を挿入した。デタッチ前にセカンドカテーテルとして、ヒートシェイプした XT-17 をネック近位部に挿入した（図2⑧）。Target Tetra 1.5×3 を XT-17 から挿入し（図2⑨）、デタッチして XT-17 を抜去した。HWDUO から挿入したコイルをデタッチして HWDUO を抜去した（図2⑩）。3DRA 撮影にて、PCoA の温存、動脈瘤の良好な塞栓が確認された（図2⑪-⑬）（WEB・4）。シース抜去前橈骨動脈撮影では問題なし（図2⑭）。治療後 MRA では動脈瘤描出なし（図2⑮-⑰）。

ポイント

▶ Stiff-J-1-8.0 と 6Fr/Vecta71/125 によるシステムは安定しており、その後のマイクロカテーテルの微細なコントロールを可能にした。

▶ 安定したマイクロカテーテル操作下でのダブルカテーテルテクニックにより、不整形動脈瘤に対して良好なコイル塞栓を得ることができた。

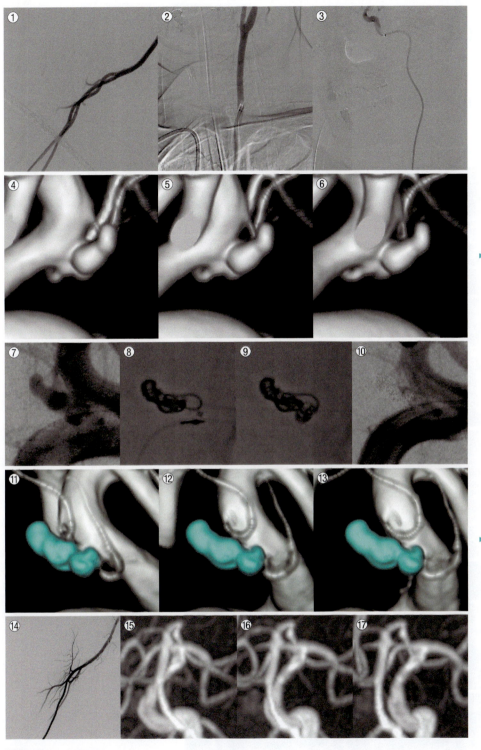

図2 術中・術後画像

症例 24 未破裂前交通動脈瘤

脳ドックで発見された未破裂前交通動脈瘤

術前検査

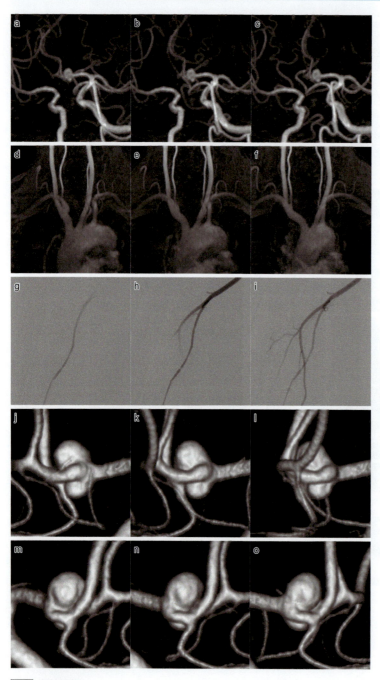

図1 術前画像

所見

- ▶ MRA にて上下方向に長い前交通動脈瘤を認める (図 1a-c)
- ▶ 左 A1 が優位、右 A1 は描出されない (図 1a-c)
- ▶ MRA にて大動脈弓は Type 1 (図 1d-f)
- ▶ 右橈骨動脈に血管攣縮を認めるが、血管径は 4Fr シース径より大きい (図 1g-i)
- ▶ 3DRA では動脈瘤ドームは上方および下方に突出している (図 1j-l) (WEB・❶)
- ▶ それぞれのドームのネック部分は共通しており、二瘤状の動脈瘤といえる (図 1m-o)
- ▶ 最大上下径は 8mm、上方のドームは 4.8mm、下方のドームは 3.2mm (図 1j-o)

評価

- ▶ 動脈瘤はワイドネックであり、コイル塞栓には adjunctive テクニックが必要と判断
- ▶ Down-the-barrel view を得ようとすると、動脈瘤と両側 A2 近位部が同一平面上となって重なってしまうため、血管と動脈瘤をきれいに分離することができない
- ▶ ワーキングアングル：右 A2 近位部の短軸方向、左 A2 近位部の短軸方向の 2 つとした
- ▶ この 2 つのワーキングアングルを同時に確認しながらコイル塞栓を行うことで、両側 A2 近位部の開存と動脈瘤を同定しながらコイル塞栓することができる
- ▶ マイクロカテーテルの良好なハンドリングを得るために DAC はできる限り遠位に誘導
- ▶ 右橈骨動脈に 6Fr シースが挿入可能と判断

戦略検討と技術難易度

A Down-the-barrel view が得られない状況下でのダブルカテーテルテクニックによるコイル塞栓

▼

S 右橈骨動脈径から 6Fr シースが挿入可能と判断

▼

M 右橈骨動脈から左 CCA にアプローチ

▼

M Type 1 の大動脈弓、6Fr/Stiff-J を左 CCA に Push-in テクニックにて誘導

治療戦略

1. Stiff-J-1-8.0 を左 CCA に誘導
2. 6Fr DAC をできる限り遠位に誘導
3. ダブルカテーテルテクニックにてコイル塞栓

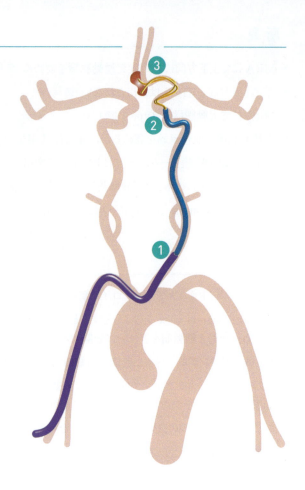

治療記録

　全身麻酔下、エコーガイド下に右 dRA を穿刺したが、真腔を得ることができなかった。cRA を穿刺し 4Fr シース/17 を留置した（図2①）。信州98 を大動脈弓内に進め、AES ワイヤー/300 を用いて Stiff-J-1-8.0 に入れ替えた。6Fr-SY-2 を左 CCA に挿入した（図2②）。ロードマップ下に 6Fr-SY-2 を左 ECA に進め、ワイヤーを AES ワイヤー/300 に変更し Push-in にて Stiff-J-1-8.0 を左 CCA に誘導した（図2③）。Synchro/215、Offset/150、6Fr/Navien/125 を組み、ICA にアプローチした。6Fr/Navien/125 を petrous portion まで進めた（図2④）。3DRA 撮影を行い（図2⑤・⑥）（WEB・2）、ワーキングアングルを決定した（図2⑦・⑧）。動脈瘤には大きな上方部分と小さな下方部分が存在した。Down-the-barrel view を得ることができなかったため、それぞれの A2 近位部の開存を確認できる 2 つの撮影方向を作成した。HW17 に S シェイプを付けて、動脈瘤の上方部分に挿入した。HWDUO を Synchro/215 を使って左 A1 に待機させた。Target XL 360 SOFT 4×8 を上方部分に挿入した。ここで HWDUO をフレーム内に挿入し、Target 360 SOFT 3×8 を半分ほどフレーム内に、半分を下方部分に挿入した（図2⑨・⑩）。ここでフレームをデタッチし、Target 360 ULTRA 3×8、Target 360NANO 1.5×3 を上方部分に挿入した。HWDUO からの Target 360 SOFT 3×8 を最後まで挿入しデタッチ。HWDUO を抜去し、新たに SL-10/90 を下方部分に挿入し Target 360 NANO 1×2 を挿入、HW17 からも Target 360 NANO 1×2 を挿入して治療を終了した（図2⑪・⑫）。コイル塞栓後の 3DRA 画像（図2⑬）（WEB・3）。シース抜去前の橈骨動脈撮影（図2⑭）。塞栓前後 MRA 画像（図2⑮・⑯）。

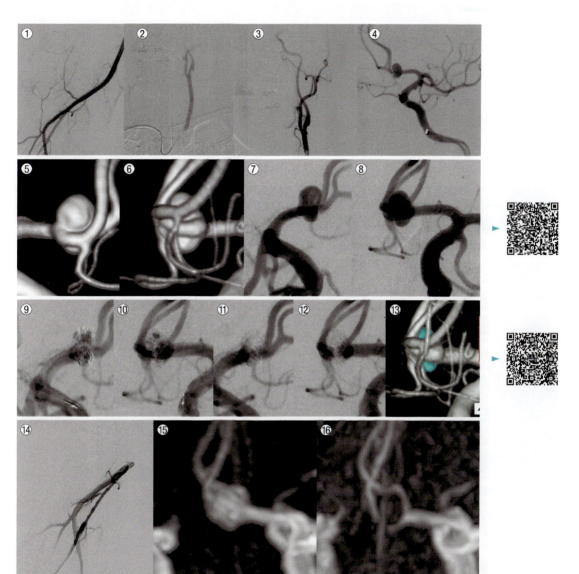

図2 術中・術後画像

ポイント

▶ 大動脈弓は Type 1 であったため、Push-in テクニックにて Stiff-J-1-8.0 を左 CCA に誘導した。

▶ 術中 Stiff-J-1-8.0、6Fr/Navien/125 によるシステムは安定しており、良好なマイクロカテーテルのハンドリングが得られた。

▶ ダブルカテーテルテクニックにより適切なコイルを適切なタイミングで挿入することで不整形ワイドネック動脈瘤であってもコイルを安定させてバランスよく留置することができた。

▶ 左右それぞれの A2 近位部短軸方向をワーキングアングルとした。この 2 方向を同時に観察することで血管内へのコイル逸脱なく、コイル塞栓することができた。

症例 25 未破裂左中大脳動脈瘤

頭痛精査にて偶発的に発見された未破裂脳動脈瘤

術前検査

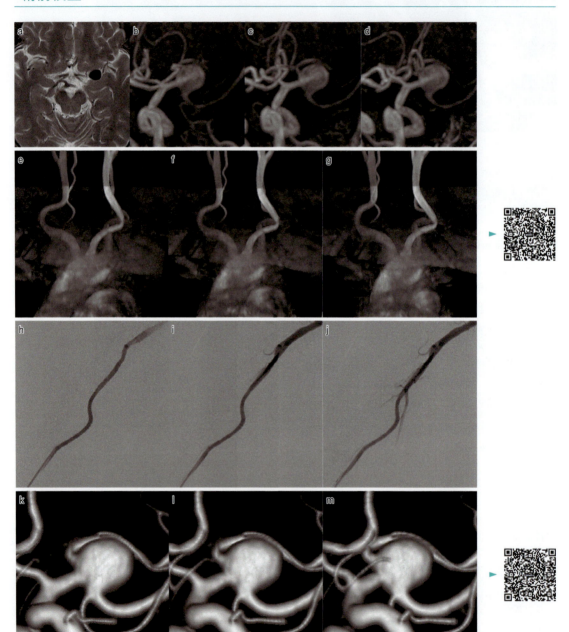

図1 術前画像

所見

- ▶ MRI にて左 MCA は short M1、左中大脳動脈瘤あり (図 1a-d)
- ▶ MRA では大動脈弓は Type 1 (図 1e-g) (WEB・❶)
- ▶ 右橈骨動脈径は 4Fr シース径より大きい (図 1h-j)
- ▶ 動脈瘤サイズは高さ 8.6mm、幅 9.4 × 9.8mm、ネック 9.8mm (図 1k-m) (WEB・❷)

評価

- ▶ ワイドネックの大型分岐部瘤であり WEB 留置を考える
- ▶ 動脈瘤のサイズから VIA33 を瘤に誘導する必要あり
- ▶ 橈骨動脈径から 6Fr システムは構築可能と判断
- ▶ 大動脈弓は Type 1 であり、右 TRA によるストレート形状の 6Fr ガイディングシースを左 CCA に誘導可能と判断
- ▶ 安定したマイクロカテーテルの操作性を得るために、6Fr DAC はできる限り遠位の ICA に誘導したい
- ▶ 6Fr DAC はできる限り遠位に誘導できるよう、カテーテル長がより短い 6Fr/アクセル STA を選択

戦略検討と技術難易度

(A) VIA33 を用いて動脈瘤内に WEB 留置

▼

(S) 右橈骨動脈径から右 TRA による 6Fr システムの誘導は可能と判断

▼

(M) 右橈骨動脈から左 CCA へのアプローチ

▼

(M) 大動脈弓は Type 1、中間カテーテルを有効に使うために、よりカテーテル長の短いストレート形状の 6Fr ガイディングシースを左 CCA に誘導

治療戦略

1. 右橈骨動脈から左 CCA に 6Fr/アクセル STA/85 を誘導
2. 6Fr/SOFIA を遠位 ICA に誘導
3. HWDUO をインナーカテーテルとして VIA33 を M1 に誘導
4. 動脈瘤内に WEB 留置

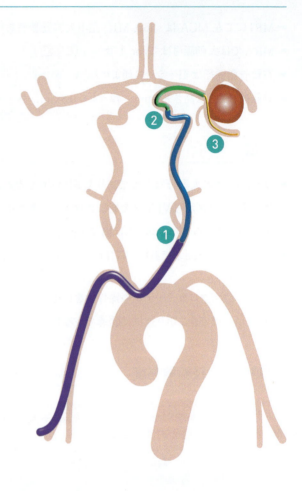

治療記録

　全身麻酔下、エコーガイド下に右 cRA を穿刺し、4Fr シース/17 を留置した（図2①）。信州 98、AES ワイヤー/300 を用いて 6Fr/アクセル STA/85 にエクスチェンジし、腕頭動脈に誘導した。ロングネックシモンズ 4/6Fr を左 CCA に挿入した（図2②）。SURF/180 を先行させロングネックシモンズ 4/6Fr を左 ECA に進め、AES ワイヤー/300 に変更し 6Fr/アクセル STA を左 CCA 遠位部に進めた（図2③）。ロードマップを作成し、Synchro/215、HWDUO、VIA33、6Fr/SOFIA を組み、動脈瘤にアプローチした（図2④）。VIA33 の C3 部通過には、HWDUO を Synchro/215 を先行させて動脈瘤を越えて M2 遠位部に進める必要があった。最終的に VIA33 を瘤内に留置することができたが、C2 まで上がった 6Fr/SOFIA は C5 まで落ちて安定した（図2⑤）。6Fr/SOFIA から 3DRA 撮影を行い（図2⑥-⑧）（**WEB▶③**）、ワーキングアングルを決定し（図2⑨）、サイズを正確に計測した。WEB 11 × 6 を瘤内に展開した（図2⑩・⑪）。Cone-beam CT および 3DRA を撮影し、M2 上行枝および下行枝の内腔が十分なことを確認した（図2⑫）（**WEB▶④**）。シース抜去前の橈骨動脈撮影（図2⑬）。術後 MRA にて動脈瘤の描出なし（図2⑭-⑯）。

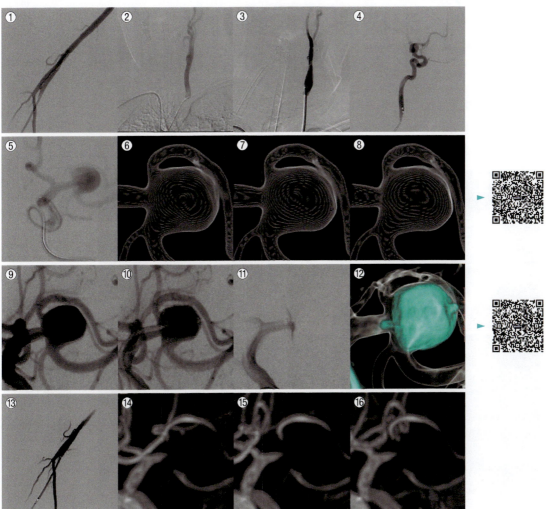

図2 術中・術後画像

ポイント

- Type 1 アーチでありストレート形状のガイディングを右 TRA 経由で左 CCA に誘導できると判断し、かつ 6Fr DAC をできる限り遠位に誘導できるようにするため、カテーテル長のより短いストレート形状の 6Fr ガイディングシースを選択した。
- 穿刺部を近位の cRA にすることで、ガイディングの到達位置をより遠位にした。
- 右橈骨動脈から左 CCA 遠位に誘導したストレート形状の 6Fr ガイディングシースは術中安定していた。
- 左中大脳動脈瘤に対して最も大きな横径の WEB を留置することができた。

症例 26 未破裂左内頚動脈 ─ 後交通動脈分岐部動脈瘤

頭痛精査にて発見された未破裂左内頚動脈瘤

術前検査

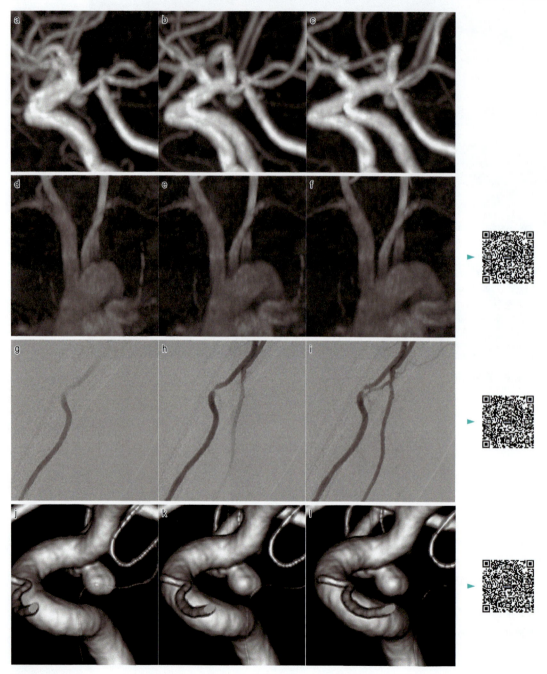

図1 術前画像

所見

- ► MRA にて左内頚動脈−後交通動脈分岐部動脈瘤を認める (図1a-c)
- ► MRA では Type 3 の大動脈弓 (図1d-f)(WEB・❶)
- ► 右橈骨動脈径は 4Fr シース径より大きい (図1g-i)(WEB・❷)
- ► 3DRA では動脈瘤サイズは高さ 4.5mm、幅 3.7 × 4.2mm、ネック 2.3m (図1j-l)(WEB・❸)

評価

- ► 動脈瘤形状からステントは不要と思われるが、ダブルカテーテルテクニックによるコイル塞栓を選択
- ► 橈骨動脈径から、6Fr シースの挿入は可能と判断
- ► マイクロカテーテルの操作性を高めるため、6Fr DAC はできる限り遠位に誘導
- ► Type 3 の大動脈弓であり、DAT を使って 6Fr/Stiff-J を反転、Pull-back にて左 CCA に誘導

戦略検討と技術難易度

(M) ダブルカテーテルテクニックによるコイル塞栓

▼

(S) 右橈骨動脈径から 6Fr シースの挿入可能と判断

▼

(M) 右橈骨動脈から左 CCA にアプローチ

▼

(M) Type 3 の大動脈弓、6Fr/Stiff-J を DAT & Pull-back にて左 CCA に誘導

治療戦略

1. 右橈骨動脈から Stiff-J-4-6.5 を左 CCA に誘導
2. 6Fr DAC をできる限り遠位に誘導
3. ダブルカテーテルテクニックによるコイル塞栓

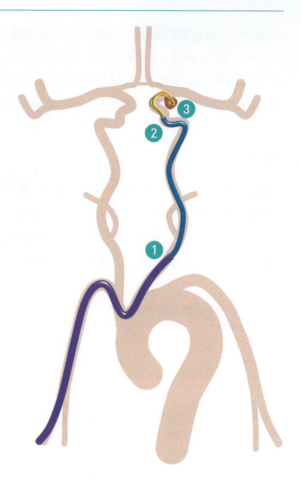

治療記録 WEB・④（アクセス動画）

　全身麻酔下、エコーガイド下に右 dRA を穿刺し、4Fr シース/17 を留置した（図2①）。AES ワイヤー/300 を用いて Stiff-J-4-6.5 に入れ替えた。DAT にて Stiff-J-4-6.5 を反転し、左 CCA に Pull-back にて挿入した（図2②）。ロードマップ下に Synchro/215、Offset/150、6Fr/Vecta71/115 を組み、動脈瘤にアプローチした（図2③）。6Fr/Vecta71/115 を petrous portion 水平部に進めた（図2④）。3DRA 撮影を行い（図2⑤）、ワーキングアングルを決定した（図2⑥）。SL-10/J を瘤内に誘導、Target 360 SOFT 3.5 × 10 を挿入した（図2⑦）。セカンドカテーテルとして SL-10/J をコイル内に挿入した。Target 360 ULTRA 2 × 3 を 2 本（図2⑧）、Target 360 NANO 1 × 2 を挿入して治療を終了した（図2⑨）。塞栓後 3DRA 画像（図2⑩）。術後 MRA にて脳動脈瘤の描出なし（図2⑪・⑫）。

　シース抜去前橈骨動脈撮影では問題なし（図2⑬）。

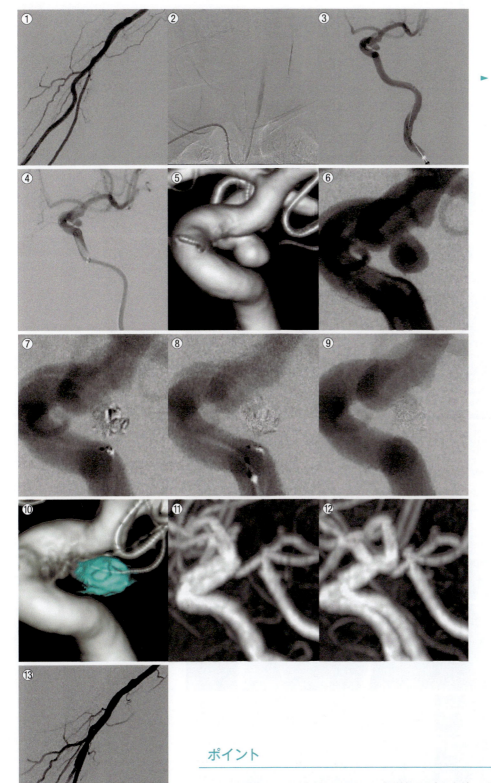

アクセス動画

2章 難易度別 TRN症例集 Ⅱ TRN中級編

症例26 未破裂左内頚動脈-後交通動脈分岐部動脈瘤

図2 術中・術後画像

ポイント

▶ Type 3 アーチに対する Stiff-J の典型的な挿入方法である DAT & Pull-back にて 6Fr/Stiff-J を右橈骨動脈から左 CCA に誘導した。

▶ 6Fr DAC を遠位に誘導することができ、安定したマイクロカテーテル操作を行うことができた。

169

症例27 無症候性左頸動脈狭窄症

頭痛精査目的に施行したMRIにて発見された左頸動脈狭窄症

術前検査

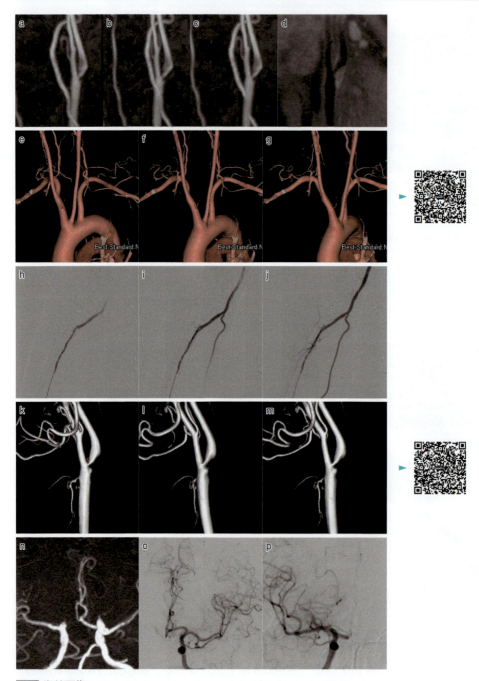

図1 術前画像

所見

- ▶ MRA にて左頚動脈に狭窄あり、BBI-T1WI ではプラークは高信号 (図 1a-d)
- ▶ 3DCTA にて左 CCA は Bovine type (図 1e-g)（**WEB・❶**）
- ▶ 右鎖骨下動脈、腕頭動脈、左 CCA に強い屈曲や動脈硬化なし (図 1e-g)
- ▶ 血管攣縮を認めるが、右橈骨動脈径は 4Fr シース径より大きい (図 1h-j)
- ▶ 3DRA にて左頚動脈に潰瘍を伴う高度狭窄を認める (図 1k-m)（**WEB・❷**）
- ▶ MRA では右 A1 の描出は不明瞭だが、血管撮影では右 A1 あり (図 1n-p)
- ▶ 右 A1 を介して右 A2 以降の描出が確認される (図 1p)

評価

- ▶ ソフトプラークによる左頚動脈高度狭窄症、無症候性
- ▶ 術中遠位塞栓に注意したい
- ▶ 左 CCA は Bovine type で右 TRA から左 CCA にアクセスしやすい
- ▶ 右橈骨動脈径は十分であり、8Fr バルーン付きガイディングカテーテルの誘導は可能と判断
- ▶ 左 CCA 遮断時に ACoA を介した cross flow は期待できる
- ▶ Flow reversal と遠位フィルターを併用して術中遠位塞栓を予防する
- ▶ 右大腿静脈にシースを挿入し、flow reversal 回路を作成、静脈側に持続返血

戦略検討と技術難易度

(M) Flow reversal、遠位フィルター併用下での CAS

▼

(M) 右橈骨動脈径から右 TRA にて 8Fr/Optimo をシースレス挿入

▼

(M) 右橈骨動脈から左 CCA にアプローチ

▼

(M) 左 CCA は Bovine type、8Fr/Optimo を左 CCA に誘導

治療戦略

1. 8Fr/Optimo を左 CCA に誘導
2. FilterWire を遠位頚部内頚動脈に展開
3. 右大腿静脈にシースを挿入し、8Fr/Optimo と連結
4. Flow reversal、遠位フィルター併用下での CAS

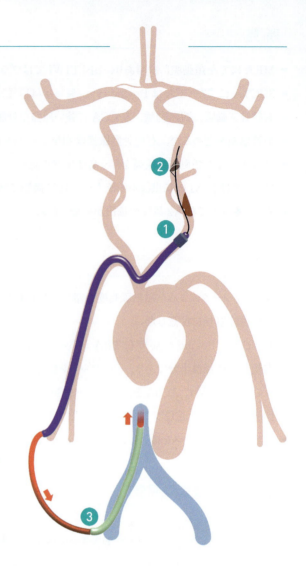

治療記録 WEB・3（アクセス動画）

　全身麻酔下、エコーガイド下に右大腿静脈を穿刺し、6Fr シースを挿入、ペーシングカテーテルを使用して 45bpm でバックアップした。右 dRA は触知不良であったため、エコーガイド下に右 cRA を穿刺し、4Fr シース/17 を留置した（図2①）。信州 98 を大動脈弓内に誘導し、AES ワイヤー/300 を使って TMP ダイレーターを装着した 8Fr/Optimo にエクスチェンジした。ロングネックシモンズ 4/6Fr を左 CCA に Pull-back にて挿入した（図2②）。ロードマップ下に SURF/180 を ECA に進め、ロングネックシモンズ 4/6Fr を追従させた。ワイヤーを AES ワイヤー/300 に変更し、8Fr/Optimo を Push-in にて左 CCA に進めた（図2③）。3DRA 撮影を行い、ワーキングアングルを決定した。FilterWire を lesion cross させ、遠位頚部内頚動脈にて展開した。Sterling 4 × 30 を病変近位部に進め、8Fr/Optimo にて左 CCA を遮断した（図2④）。8Fr/Optimo と大腿静脈 6Fr シースはオプティモチャンバーを介して連結させ、Flow reversal 回路を作成した。Sterling 4 × 30 にて前拡張した。WALL 8 × 29 を展開した（図2⑤）後、Sterling 5 × 30 にて後拡張した（図2⑥）。その際にペーシングが作動した。8Fr/Optimo から 20mL × 9 回吸引し、回路を介して静脈側に返血した。撮影にてステント内にプラークの突出がないことを確認、左 CCA を再開通させた（図2⑦）。ステント前後の 3DRA 画像（図2⑧・⑨）。8Fr/Optimo 抜去前の橈骨動脈撮影にて問題なし（図2⑩）。術後 MRI にて新規梗塞なし（図2⑪-⑬）。

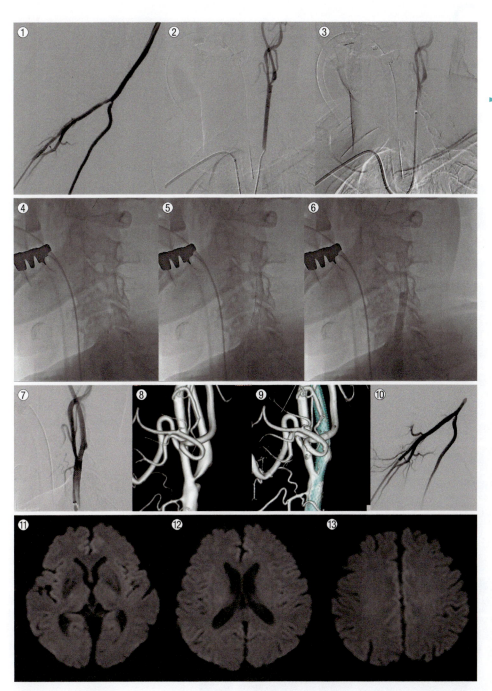

図2 術中・術後画像

ポイント

- Bovine type の左 CCA に対して Push-in テクニックにて 8Fr/Optimo を左 CCA に進めた。8Fr/Optimo 誘導に難渋することなく可能であった。
- 8Fr/Optimo 抜去に際しても問題はなかった。

症例 28 無症候性左頚部内頚動脈狭窄症

症候性右頚動脈狭窄症治療済みの無症候性左頚部内頚動脈狭窄症

術前検査

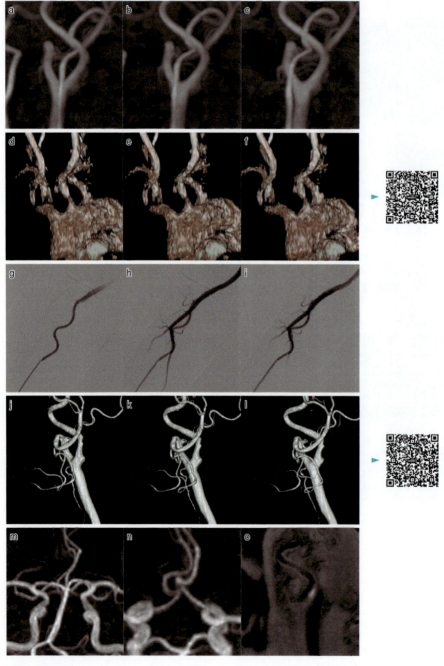

図1 術前画像

所見

- ► MRA にて左頸部内頸動脈に狭窄を認める（図1a-c）
- ► 3DCTA では大動脈弓は Type 1（図1d-f）（**WEB·❶**）
- ► 腕頭動脈、左 CCA に蛇行あり（図1d-f）
- ► 右橈骨動脈径は 4Fr シース径より大きい（図1g-i）
- ► 頸部内頸動脈遠位にも蛇行あり（図1j-l）（**WEB·❷**）
- ► ACoA、両側 A1 あり。BBI-T1WI ではプラークは高信号（図1m-o）

評 価

- ► 狭窄部：性状はソフトプラーク、プラークサイズは大きい
- ► 術中の遠位塞栓を予防するために近位遮断と遠位遮断を併用したい
- ► 右橈骨動脈径から右 TRA による 8Fr/Optimo のシースレス挿入は可能と判断
- ► 大動脈弓は Type 1 であり、8Fr/Optimo を左 CCA に誘導することは可能
- ► ソフトプラークであり、必要があればステントを 2 枚重ねて展開

戦略検討と技術難易度

(M) 近位遮断（flow reversal）、遠位バルーン併用下に CAS

▼

(M) 右橈骨動脈径から右 TRA による 8Fr/Optimo のシースレス挿入可能

▼

(M) 右橈骨動脈から左 CCA へのアプローチ

▼

(M) Type 1 の大動脈弓、8Fr/Optimo を左 CCA に誘導

治療戦略

1. 右橈骨動脈から左 CCA にシースレスアプローチにより 8Fr/Optimo を誘導
2. Optimal Wire による遠位バルーン
3. 8Fr/Optimo と大腿静脈シースを連結して回路を作成
4. Flow reversal、遠位バルーン併用下での CAS

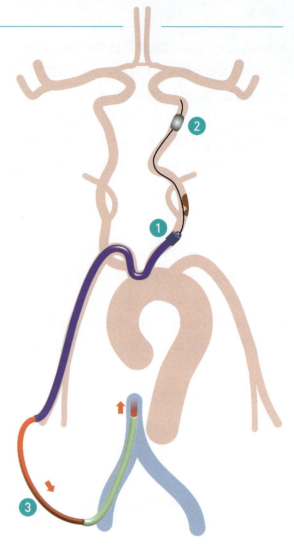

治療記録

　全身麻酔下、エコーガイド下に右大腿静脈を穿刺し 6Fr シースを留置し、ペーシングカテーテルを使用して 45bpm でバックアップした。エコーガイド下に右 dRA を穿刺し 4Fr シース/17 を留置した（図2①）。信州 98 を大動脈弓に誘導し、AES ワイヤー/300 を用いて TMP ダイレーターを装着した 8Fr/Optimo をシースレスアプローチにて右鎖骨下動脈に誘導した。ロングネックシモンズ 4/6Fr を 8Fr/Optimo に挿入し、左 CCA に挿入した（図2②）。SURF/180 先行させてロングネックシモンズ 4/6Fr を左 ECA に進めた。ワイヤーを AES ワイヤー/300 に変更し、8Fr/Optimo を追従させて左 CCA に進めた（図2③）。3DRA 撮影を行い、病変部を計測、ワーキングアングルを決定した（図2④）。大腿静脈の 6Fr シースと 8Fr/Optimo を接続し、回路を作成した。Optimal Wire を lesion cross させ、遠位に誘導した。8Fr/Optimo で左 CCA を遮断し、Optimal Wire にて遠位 ICA を遮断（図2⑤）、回路を開放し、flow reversal とした。Sterling 6 × 20 にて前拡張を行うと血圧・脈拍が低下し、ペーシングが作動した。WALL 10 × 31 を病変部に展開した（図2⑥）。Sterling 6 × 20 にて後拡張を行った（図2⑦）。ステント内を 20mL × 7 回吸引し、静脈シースに返血した。ステント内を撮影すると、ステント内にプラークの突出を認めたため（図2⑧）、同部位に WALL 6 × 20 を追加留置した。再度血液を吸引、静脈へ返血した。撮影にてステント内へのプラーク突出がないことを確認した。左 CCA の遮断を解除し、再度ステント内を生食フラッシュにて洗浄後、ICA の遮断を解除し、再開通させた（図2⑨）。ステント留置後 3DRA 画像（図2⑩）（WEB・3）。シース抜去前の右橈骨動脈撮影（図2⑪）。術後 MRI にて急性期梗塞なし（図2⑫-⑭）。

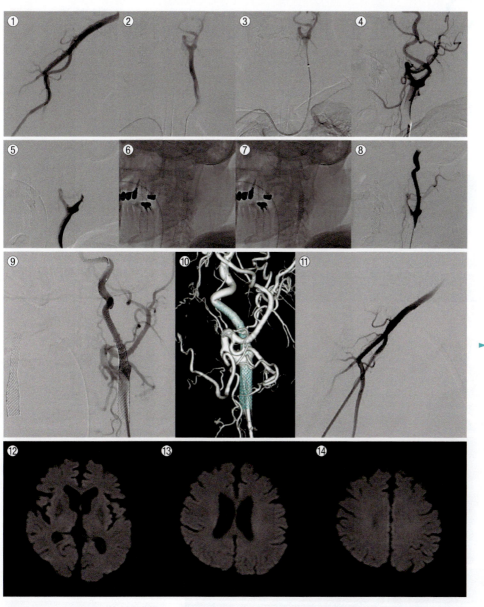

図2 術中・術後画像

ポイント

▶ 腕頭動脈から左CCAにかけて蛇行が強かったが、ロングネックシモンズ4/6Frを用いたPush-inテクニックにて8Fr/Optimoを左CCAに誘導することができた。

▶ ステントを2枚重ねて留置したが、8Fr/OptimoとOptimal Wireによるsupportabilityは十分であった。

オーベン社制作の関連動画あり。p65参照。

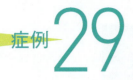 無症候性左頸部内頸動脈狭窄症

頭痛精査に施行した MRI にて発見された左頸部内頸動脈狭窄症

術前検査

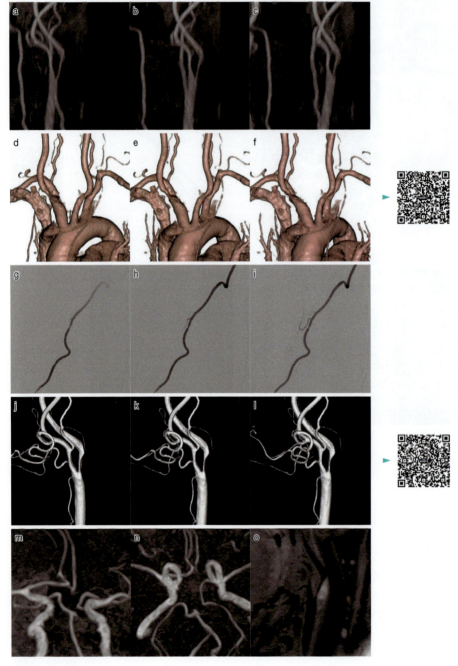

図1 術前画像

所見

- ► MRAにて左頸部内頸動脈に狭窄を認める (図 1a-c)
- ► 3DCTAでは大動脈弓は Type 1 (図 1d-f) (WEB・❶)
- ► 右橈骨動脈径は 4Fr シース径よりやや大きい (図 1g-i)
- ► 尺骨動脈の描出はなく、brachioradial artery と思われる (図 1g-i)
- ► 3DRAでは左頸部内頸動脈の狭窄は高度 (図 1j-l) (WEB・❷)
- ► MRAでは ACoA および低形成の左 A1 あり (図 1m、n)
- ► BBI-T1WIではプラークは高信号 (図 1o)

評 価

- ► ソフトプラークであり、術中遠位塞栓に注意が必要
- ► プラークは頸部内頸動脈に限局している
- ► 右橈骨動脈径は 4Fr シース径よりも大きく、8Fr バルーン付きガイディングカテーテルの挿入可能と判断
- ► Brachioradial artery の cubital crossover にデバイスが迷入しないように注意が必要
- ► 大動脈弓は Type 1であり、右 TRA、Push-in テクニックにてストレート形状の 8Fr バルーン付きガイディングカテーテルを左 CCA に誘導可能と判断
- ► Flow reversal、遠位にフィルター併用することで術中遠位塞栓を予防
- ► 左 CCA 遮断時、ACoA を介した cross flow による側副血行が期待できる

戦略検討と技術難易度

(M) Flow reversal、遠位フィルター併用下での CAS

▼

(M) Brachioradial artery だが、右橈骨動脈径は 4Fr シース径よりも大きい

▼

(M) 右橈骨動脈から左 CCA にアプローチ

▼

(M) Type 1の大動脈弓、シースレスアプローチにより 8Fr/Optimo を左 CCA に誘導

治療戦略

1. シースレスアプローチで右 TRA から 8Fr/Optimo を左 CCA に誘導
2. フィルターを遠位頸部内頸動脈に展開
3. 右大腿静脈にシースを挿入し、8Fr/Optimo と連結させ、回路を作成
4. Flow reversal、遠位フィルター併用下での CAS

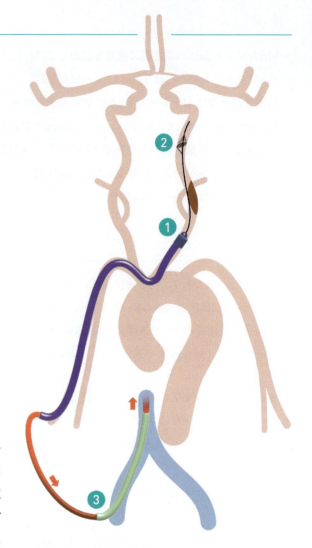

治療記録

　全身麻酔下、エコーガイド下に右大腿静脈に 6Fr シースを留置、ペーシングカテーテルを使用して 40bpm でバックアップした。エコーガイド下に右 dRA を穿刺し 4Fr シースを留置した（図2①）。Brachioradial artery であった（図2②）。Stiff ワイヤー/300 を用いて TMP ダイレーターを装着した 8Fr/Optimo にエクスチェンジした。ロングネックシモンズ 4/6Fr を挿入し、Pull-back にて左 CCA に挿入した（図2③）。SURF/180 を ECA に進め、トルネード法でロングネックシモンズ 4/6Fr を追従させて ECA に進めた。SURF/180 を Stiff ワイヤー/300 に交換し、Push-in にて 8Fr/Optimo を左 CCA に誘導した（図2④）。3DRA 撮影を行い、ワーキングアングルを決定した。Filter Wire を lesion cross して遠位頸部内頸動脈に展開した。8Fr/Optimo にて左 CCA を遮断（図2⑤）し、8Fr/Optimo と大腿静脈 6Fr シースとをオプティモチャンバーを介して連結させ、flow reversal 回路を作成した。Sterling 3 × 30 にて前拡張（図2⑥）、WALL 10 × 31 を狭窄部に展開した。Sterling 4.5 × 30 を 7atm、30 秒間拡張（図2⑦）するとペーシングが作動した。8Fr/Optimo から 20mL シリンジで吸引すると大量の debris を認めた。さらに 20mL × 8 回吸引し、大腿静脈 6Fr シースから返血した。吸引血液内に debris が消失したことを確認して左 CCA を再開通させた（図2⑧）。を回収した。ステント留置前後の 3DRA 画像（図2⑨・⑩）。8Fr/Optimo 抜去前の橈骨動脈撮影にて問題なし（図2⑪）。術後 MRI にて新規梗塞なし（図2⑫-⑭）。

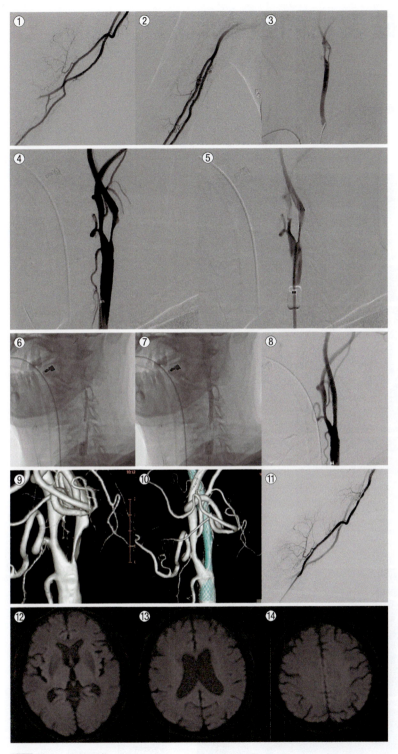

図2 術中・術後画像

ポイント

▶ Brachioradial artery であったが十分な血管径があると判断し、8Fr/Optimo をシースレスにて挿入した。8Fr/Optimo の誘導や抜去に際して問題はなかった。

症例 30 未破裂右内頚動脈瘤

頭痛精査で発見された右内頚動脈瘤

術前検査

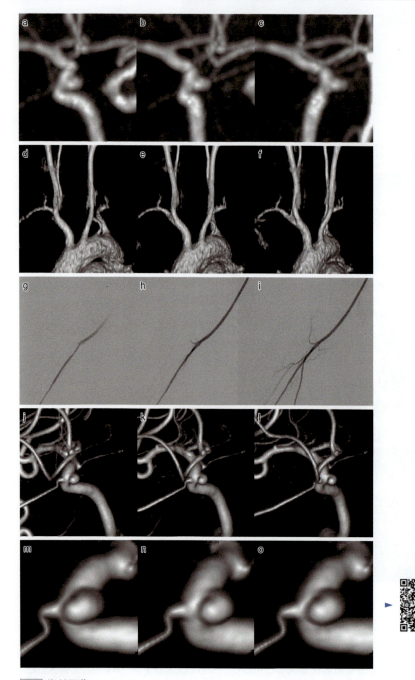

図1 術前画像

所見

- ▶ MRA で右 ICA に内側向きの動脈瘤を認める (図 1a-c)
- ▶ 大動脈弓部の MRA では、Type 1 の大動脈弓 (図 1d-f)
- ▶ 右橈骨動脈は 4Fr シースよりもわずかに大きい (図 1g-i)
- ▶ 3DRA で動脈瘤のネックは眼動脈より遠位に存在 (図 1j-l)
- ▶ 動脈瘤は最大径 5mm、幅 3mm、ネック 2.4mm でワイドネック (図 1m-o) (**WEB・①**)
- ▶ ICA 径は 3.5mm と細径である (図 1j-o)

評価

- ▶ 動脈瘤の形状から adjunctive テクニックが必要
- ▶ 橈骨動脈は比較的太いが、血管撮影時に前腕の痛みを訴えた
- ▶ 若年女性であり橈骨動脈の攣縮が予想され 6Fr シース挿入にリスクあり
- ▶ ICA が細く、若年であることから 6Fr DAC は攣縮のリスクあり
- ▶ ダブルカテーテルテクニックを使用するには 2 軸が必要
- ▶ マイクロカテーテルのコントロールのために DAC はできる限り遠位に留置したい
- ▶ 両側橈骨動脈に 4Fr 以下のシースを留置することで 2 軸を確保する

戦略検討と技術難易度

(M) ステント併用、Jailing テクニックによるコイル塞栓

▼

(A) 右橈骨動脈は 6Fr シースで攣縮のリスクあり、
ICA も細径で 6Fr DAC で攣縮のリスクあり

▼

(A) 両側橈骨動脈から右 CCA にアプローチ

▼

(A) Type 1 の大動脈弓で、両側橈骨動脈から 4Fr 以下の Stiff-J を右 CCA に挿入

治療戦略

① 3Fr/Stiff-J-6.5 を右橈骨動脈から右 CCA に挿入
② 4Fr/Stiff-J-5.5 を左橈骨動脈から右 CCA に挿入
③ それぞれの Stiff-J から TACTICS を ICA に留置
④ ステント併用、Jailing テクニックによるコイル塞栓

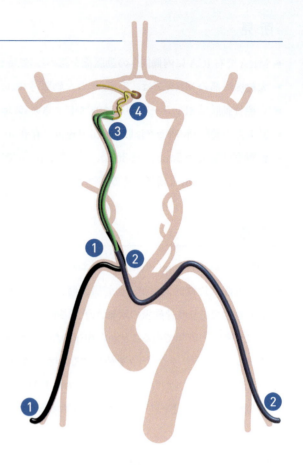

治療記録

　右 dRA の拍動を触知できず、エコーガイド下に右 cRA を穿刺し 3Fr シース/11 を留置した（図2①）。次に左 dRA を穿刺し、4Fr シース/17 を留置した（図2②）。左シースから 4Fr/Stiff-J-5.5 付属の 4F-SY-2 を大動脈に進め、Stiff ワイヤー/300 を用いて 4Fr/Stiff-J-5.5 に入れ替えた。再度付属の 4Fr-SY-2 を挿入し上行大動脈内で反転し、腕頭動脈に Pull-back で挿入した（図2③）。腕頭動脈撮影をロードマップに、SURF/180 先行で 4Fr-SY-2 を右上腕動脈に進めた。ワイヤーを Stiff ワイヤー/300 に変更し、SCAT で 4Fr/Stiff-J-5.5 を上行大動脈内に落とし込み反転した。先端は腕頭動脈内に留めた（図2④）。次に右 3Fr シースを 3Fr/Stiff-J-6.5 にエクスチェンジし、先ほど使用した 4Fr-SY-2 を右 CCA に挿入した（図2⑤）。4Fr-SY-2 を右 ECA に進め、Push-in テクニックにて 3Fr/Stiff-J-6.5 を右 CCA に進めた。先ほど待機させた左からの 4Fr/Stiff-J-5.5 を Pull-back して右 CCA に挿入した。Synchro/215、SL-10、TACTICS/130 を組み、左 4Fr/Stiff-J-5.5 から ICA にアプローチし、TACTICS を petrous portion の水平部に留置した。次いで、右 3Fr/Stiff-J-6.5 から Synchro/215、SL-10、TACTICS/125 を組み、ICA にアプローチし、TACTICS を petrous portion 水平部に留置した（図2⑥）。ICA の攣縮は起きなかった。TACTICS から 3D 撮影を行い（図2⑦）、ワーキングアングルを決定した（図2⑧）。HW17 に小径の逆らせんをヒートシェイプし、右から挿入、動脈瘤にアプローチし、瘤内に挿入した。次いで左から HWDUO を右 M2 に進めた。Target XL 360 SOFT 2×6 を 2/3 ほど瘤内に挿入したところで、HWDUO から ATLAS 3×15 を展開留置した。Target XL 360 SOFT 2×6 を挿入しデタッチ。さらに Target 360 NANO 1×2 を挿入して終了した（図2⑨）。塞栓後の 3DRA（図2⑩）（WEB・2）。両側シース抜去前の橈骨動脈撮影（図2⑪・⑫）。右穿刺部はとめ太くん、左穿刺部は Prelude で止血した。

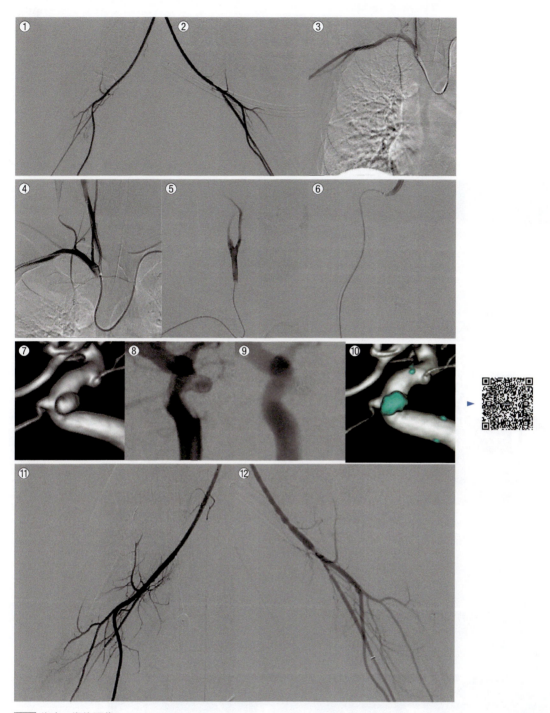

図2 術中・術後画像

ポイント

▶ 頭蓋内ICAが細径であり、若年であることから6Fr DAC留置時に攣縮を起こす可能性が高いと予想し、TACTICS 2本によって2軸を得た。

▶ TACTICS 2軸を得るために両側TRAを行った。

▶ 左TRAでは、SCATを用いて4Fr/Stiff-J-5.5を反転させることができた。

症例 31 未破裂左内頸動脈 — 眼動脈分岐部動脈瘤

めまい精査により発見された動脈瘤

術前検査

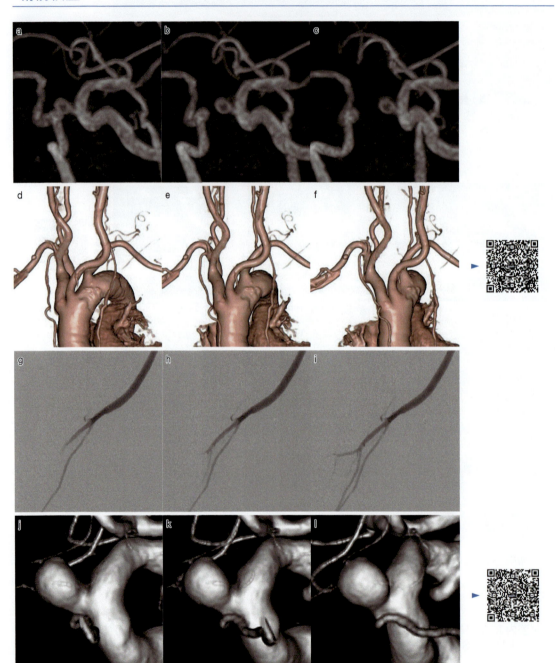

図1 術前画像

所見

- ► MRA にて左 ICA に動脈瘤を認める (図1a-c)
- ► 3DCTA では Type 3 の大動脈弓 (図1d-f)(**WEB・❶**)
- ► 右橈骨動脈径は 4Fr シース径とほぼ同等 (図1g-i)
- ► 動脈瘤は眼動脈分岐部瘤である (図1j-l)(**WEB・❷**)
- ► 動脈瘤サイズは高さ 7mm、幅は 6 × 5.5mm、ネックは 3.6mm (図1j-l)

評価

- ► 動脈瘤ネックは小さい
- ► ダブルカテーテルテクニックによるコイル塞栓を行いたい
- ► 右橈骨動脈径から 6Fr シースの挿入はリスクありと判断
- ► 両側 TRA により 4Fr シース以下の小口径システム 2 軸を構築する
- ► 大動脈弓は Type 3、DAT により両側 TRA から Stiff-J の反転は可能

戦略検討と技術難易度

(M) ダブルカテーテルテクニックによるコイル塞栓

▼

(M) 右橈骨動脈径から右 TRA による 6Fr シース挿入はリスクありと判断

▼

(A) 両側橈骨動脈から左 CCA にアプローチ

▼

(A) Type 3 の大動脈弓、両側 TRA により 4Fr 以下の Stiff-J を挿入し、DAT により反転、Pull-back にて左 CCA に挿入

治療戦略

① 4Fr/Stiff-J-6.5を右橈骨動脈から左CCAに挿入
② 4Fr/Stiff-J-6.5を左橈骨動脈から左CCAに挿入
③ それぞれのStiff-JからTACTICSをpetrous portion水平部に誘導
④ ダブルカテーテルテクニックによるコイル塞栓

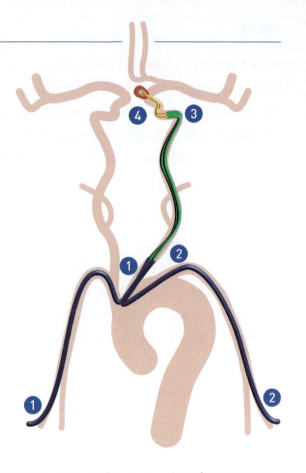

治療記録

　全身麻酔下、エコーガイド下に両側dRAを穿刺し4Frシース/17を留置した。シース撮影を行うと、橈骨動脈は両側ともに1.5mm以下と細径であった（図2①・②）。左からAESワイヤー/300を用いたDATにより4Fr/Stiff-J-6.5を上行動脈内にて反転した。さらに右からDATにて4Fr/Stiff-J-6.5を上行大動脈内にて反転した。右からの4Fr/Stiff-J-6.5を左CCAにPull-backにて挿入した。次に左からの4Fr/Stiff-J-6.5を左CCAにPull-backにて挿入した（図2③・④）。右4Fr/Stiff-J-6.5からSynchro/215、HWDUO、ヒートシェイプしたTACTICS/125、左4Fr/Stiff-J-6.5からSynchro/215、HWDUO、ヒートシェイプしたTACTICS/130を挿入し、TACTICSをpetrous portion水平部に誘導した（図2⑤）。3DRA撮影を行い（図2⑥-⑧）、ワーキングアングルを決定した（図2⑨）。右からHWDUOを瘤内に進めた。Hydrosoft 3D 5×10でフレーム作成した。セカンドカテーテルとして左からHWDUOをフレーム内に進めた。Target XL 360 SOFT 5×10、HydroSoft 3D 4×8、Target 360 NANO 3×6、Target 360 NANO 2×4を挿入しデタッチした。ここでフレームをデタッチし、Target 360 ULTRA 2.5×4、Target 360 NANO 2×4をネック付近に挿入し治療を終了した（図2⑩）。塞栓後の3DRA画像（図2⑪・⑫）（WEB・3）。シース抜去前の両側橈骨動脈撮影（図2⑬・⑭）。術後MRAにて動脈瘤は描出されない（図2⑮-⑰）。

ポイント

▶ 橈骨動脈は両側ともに細径であったため、dRAにより4Fr/Stiff-J-6.5を選択した。大動脈弓はType 3であったため、2本の4Fr/Stiff-J-6.5はDATにて反転することができ、左CCAにPull-backにて挿入することができた。
▶ 術中撮影は4Fr/Stiff-J-6.5からのCCA撮影で十分な造影能を有していた。

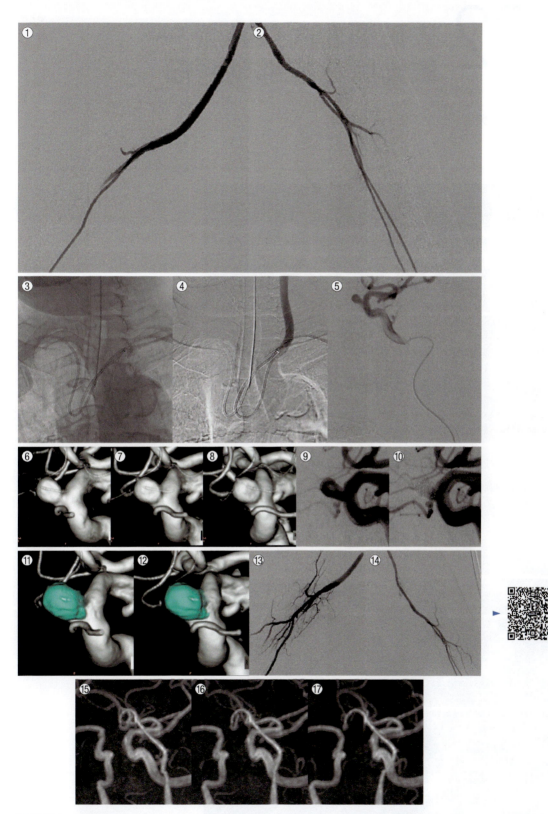

図2 術中・術後画像

189

症例32 未破裂左内頚動脈 — 眼動脈分岐部動脈瘤

頭痛精査にて発見された未破裂内頚動脈瘤

術前検査

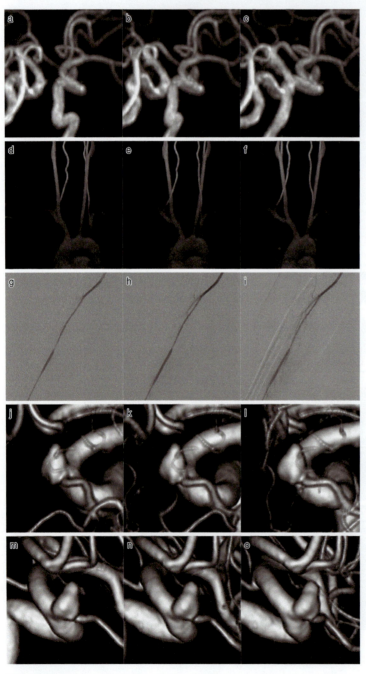

図1 術前画像

所見

- ► MRA にて左内頚動脈瘤を認める (図 1a-c)
- ► MRA では Type 1 の大動脈弓 (図 1d-f)
- ► 右橈骨動脈径は 4Fr シース径より大きいが血管攣縮が強い (図 1g-i)
- ► 動脈瘤は眼動脈分岐部に存在、ネック近くのドームから眼動脈が分岐 (図 1j-l)
- ► 動脈瘤サイズは、高さ 6mm、幅 4.3 × 3mm、ネックは 3.5mm (図 1j-o) (WEB・1)

評価

- ► 動脈瘤はワイドネック、かつ眼動脈分岐部の情報から adjunctive テクニックが必要と判断
- ► 右橈骨動脈は強い血管攣縮あり、患者は若年女性であることから 6Fr シース挿入はリスクありと判断
- ► 右橈骨動脈に 5Fr 以下のガイディングシースを挿入
- ► 2 軸を確保するために、左橈骨動脈も使用する
- ► 両側橈骨動脈から左 CCA に 2 本の Stiff-J を誘導
- ► できる限り遠位に DAC を誘導し、adjunctive テクニックを使用しコイル塞栓

戦略検討と技術難易度

(M) Adjunctive テクニックを使用したコイル塞栓

▼

(A) 右橈骨動脈は血管攣縮が強く、かつ若年女性であることから
右 TRA による 6Fr シースの使用はリスクありと判断

▼

(A) 両側橈骨動脈から左 CCA にアプローチ

▼

(A) Type 1 の大動脈弓、両側橈骨動脈から 5Fr 以下の Stiff-J を左 CCA に挿入

治療戦略

1. 5Fr/Stiff-J を右橈骨動脈から左 CCA に挿入
2. 4Fr/Stiff-J を左橈骨動脈から左 CCA に挿入
3. それぞれの Stiff-J から DAC を可能な限り遠位に誘導
4. Adjunctive テクニックを用いてコイル塞栓

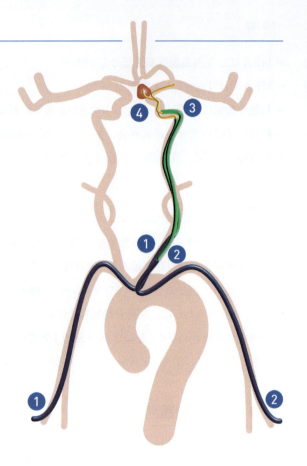

治療記録 WEB▶❷（アクセス動画）

全身麻酔下、両側 cRA をエコーガイド下に穿刺し 4Fr シース/17 を留置した（図2①・②）。左から 4Fr/Stiff-J-5.5 付属の 4Fr-SY-2 を挿入し下行大動脈に進め、左 DAT を試みたが反転できなかったため SCAT を行うことにした。4Fr-SY-2 を腕頭動脈に挿入し、STD ワイヤー/300 を右橈骨動脈まで進め、できる限り 4Fr-SY-2 を遠位に追従させた。ワイヤーを Stiff ワイヤー/300 に変更し、4Fr/Stiff-J-5.5 を追従させ SCAT にて反転させた（図2③）。4Fr/Stiff-J-5.5 先端部を左 CCA に挿入、撮影した。ロードマップ下に 4Fr/Cerulean/133 を左 CCA に挿入し、4Fr/Stiff-J-5.5 を Pull-back して左 CCA に挿入した。続いて、右 4Fr シース/17 から 4Fr/Cerulean/133 を大動脈弓内に進め、Stiff ワイヤー/300 を用いて 5Fr/Stiff-J-1-8.0 を右鎖骨下動脈に誘導した。付属の 5Fr-SY-2 を左 ECA に進め、Stiff ワイヤー/300 を用いた Push-in にて 5Fr/Stiff-J-1-8.0 を左 CCA に誘導した（図2④・⑤）。5Fr/Stiff-J-1-8.0 内に 4Fr/Cerulean/123 を挿入し STD ワイヤー/150 先行で ICA に誘導した。左 4Fr/Stiff-J-5.5 内には CHIKAI 14、HW17、TACTICS/130 を組み、TACTICS を petrous portion 水平部に誘導した（図2⑥）。3DRA を撮影、ワーキングアングルを決定した（図2⑦）。右の 4Fr/Cerulean/123 から SL-10/S を挿入し、TENROU 先行にて動脈瘤内に挿入した。Target 360 SOFT 3×8 を瘤内に数巻きしたところでステント併用が必要と考え（図2⑧）、左からの TACTICS に TENROU と SL-10 を挿入し、左 MCA に進めた。ATLAS 4×21 を PCoA 付近から C4 にかけて展開した。SL-10/S から Target 360 SOFT 3×8 を挿入し、さらに、i-ED COIL SS 2×3、Target 360 NANO 1.5×3 を2本留置、SL-10/S を抜去した。HWDUO を CHIKAI 14 先行で、Transcell テクニックにてコイルマス内に進めた。Target 360 NANO 1.5×3、i-ED COIL SS 1.5×3 を挿入したところでマイクロカテーテルがキックバックしたため塞栓を終了した（図2⑨）。塞栓後の 3DRA 画像（図2⑩-⑫）。シース抜去前の両側橈骨動脈撮影（図2⑬・⑭）。

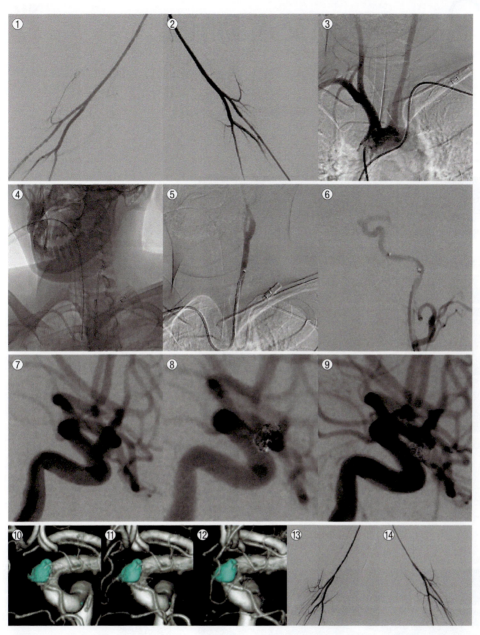

図2 術中・術後画像

ポイント

▶ 若年女性、かつ診断撮影にて橈骨動脈に強い血管攣縮あり、5Fr以下のシステムで治療を行った。

▶ Type 1アーチで、左TRAからはSCATを用いて4Fr/Stiff-J-5.5を反転しPull-backにて左CCAに挿入、右TRAからはPush-inにて5Fr/Stiff-J-1-8.0を左CCAに挿入した。

症例 33 未破裂前交通動脈瘤

頭痛精査目的に施行したMRIにて発見された未破裂脳動脈瘤

術前検査

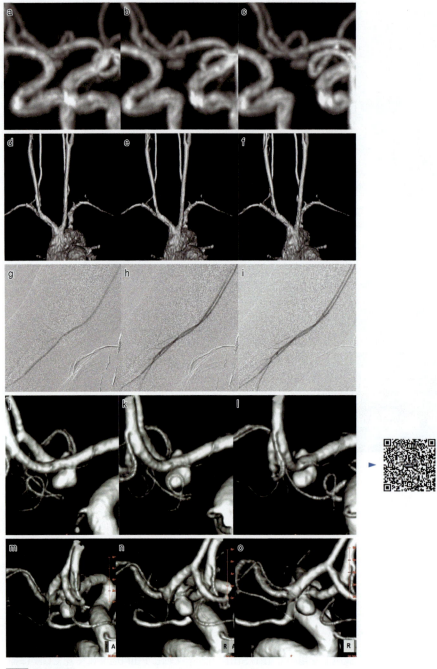

図1 術前画像

所見

- ▶ MRA にて前交通動脈瘤を認める (図1a-c)
- ▶ MRA にて左 CCA は Bovine type (図1d-f)
- ▶ 右橈骨動脈径は 4Fr シース径と同等で、brachioradial artery (図1g-i)
- ▶ 3DRA にて動脈瘤は二瘤状で上下方向に突出あり (図1j-l) (WEB▶①)
- ▶ 動脈瘤のサイズは、最大径 (上下径) 6.2mm (図1j-l)
- ▶ 下方成分が 4.2mm、上方成分が 2.4mm (図1j-l)
- ▶ 上下の成分は共通のネックを有している (図1m-o)
- ▶ ACoA は fenestration を形成している (図1m-o)

評価

- ▶ 動脈瘤へのアプローチは左 A1 経由
- ▶ 両側 A2 近位部と動脈瘤が同一平面状に存在するため、単一方向で動脈瘤と血管を分離できる down-the-barrel view を作成できない
- ▶ コイル塞栓時に adjunctive テクニックが必要と判断
- ▶ 右橈骨動脈が細径かつ brachioradial artery であり、3Fr シースを選択
- ▶ 2 本のマイクロカテーテルを同時に使用するには、左 TRA も必要

戦略検討と技術難易度

(M) Adjunctive テクニックを使用したコイル塞栓

▼

(A) 右橈骨動脈の解剖から、右 TRA からは 3Fr システムを選択

▼

(A) 両側橈骨動脈から左 CCA にアプローチ

▼

(A) 左 CCA は Bovine type、両側 TRA から小径の
ガイディングシースを左 CCA に挿入：右 Push-in、左 Pull-back

治療戦略

1. 3Fr/アクセル STA を右橈骨動脈から左 ICA に Push-in にて誘導
2. 4Fr/Stiff-J-5.5 を左橈骨動脈から Pull-back にて左 CCA に誘導
3. それぞれのガイディングシースから TACTICS をできる限り遠位に誘導
4. ダブルカテーテルテクニックを用いたコイル塞栓

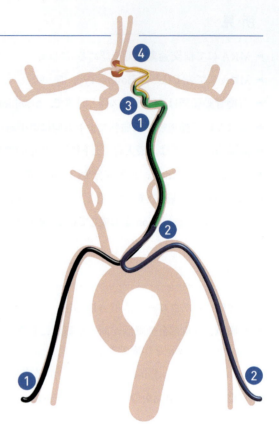

治療記録

　全身麻酔下、右 cRA に 3Fr シース/11 を留置し、撮影（図2①）。4Fr/Stiff-J-5.5 に付属の 4Fr-SY-2 を進め大動脈弓に誘導、STD ワイヤー/300 を使って 3Fr/アクセル STA にエクスチェンジした。次にエコーガイド下に左 cRA を穿刺し、4Fr シースを留置した（図2②）。逆行性撮影を行い 4Fr-SY-2 を進め、大動脈弓内に誘導、STD ワイヤー/300 を使って 4Fr/Stiff-J-5.5 に入れ替えた。4Fr-SY-2 を 4Fr/Stiff-J-5.5 に挿入して腕頭動脈に誘導、腕頭動脈撮影した。ロードマップ下に STD ワイヤー/300 を右 CCA 遠位部に誘導し 4Fr-SY-2 を追従させた。ワイヤーを AES ワイヤー/300 に変更し、Stiff-J-4-5.5 を腕頭動脈に追従させ、AES ワイヤー/300、4Fr-SY-2 を引き抜き、Stiff-J-4-5.5 を上行大動脈内落としこんで再形成した。右からの 3Fr/アクセル STA に 4Fr-SY-2 を挿入し、左 CCA に誘導した（図2③）。ロードマップ下に STD ワイヤー/150 を先行させ 4Fr-SY-2 を ICA に進めた。3Fr/アクセル STA を Push-in にて左 ICA に誘導した。左からの Stiff-J-4-5.5 内に 4Fr/Cerulean/133 を挿入し、STD ワイヤー/150 を先行させ、左 CCA に挿入した。Stiff-J-4-5.5 を Pull-back して左 CCA に誘導した（図2④・⑤）。右から 3DRA 撮影を行い、ワーキングアングルを決定した（図2⑥）。右 3Fr/アクセル STA から TACTICS/125 と HWDUO、CHIKAI-14/200 を組み、動脈瘤にアプローチ。左 4Fr Stiff-J-4-5.5 に TACTICS/130 と HWDUO、CHIKAI-14/200 を組み、動脈瘤にアプローチした。右からの TACTICS の先端は C3、左からの TACTICS の先端は C4 に留置した。左からの HWDUO（ファーストカテーテル）を瘤内に進め（図2⑦）、ACoA の温存に注意して Target 360 ULTRA 3.5 × 8 を挿入した。右からの HWDUO をコイル内に挿入する際に TENROU を使用した。さらに Target 360 ULTRA 2.5 × 4、Target 360 NANO 1 × 2 を挿入しデタッチした。カテーテルを少し引き抜き、上方ドームに GALAXY G3 MINI 1 × 2 を挿入した。フレームをデタッチし、HWDUO（ファーストカテーテル）を抜去した。最後に GALAXY G3 MINI 1 × 2 をデタッチして HWDUO を抜去した（図2⑧）。塞栓後の 3DRA 画像（図2⑨）（WEB・2）。シース抜去前の両側橈骨動脈撮影では問題なし（図2⑩・⑪）。

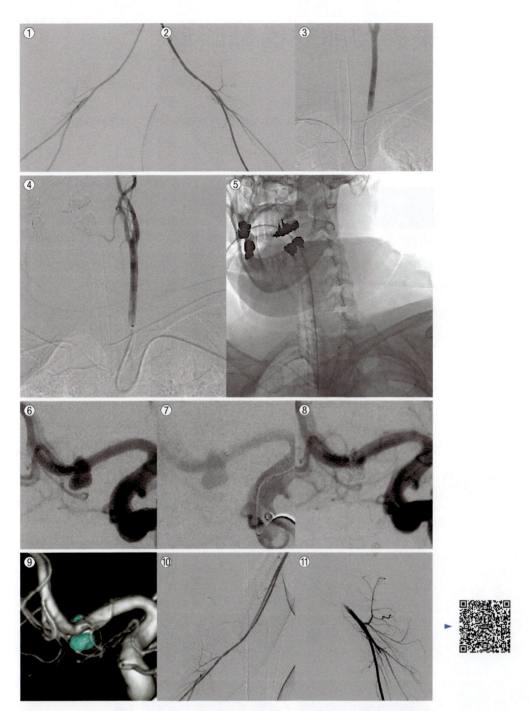

図2 術中・術後画像

ポイント

▶ 左 CCA は Bovine type であり、左 TRA にて左 CCA に Pull-back して誘導する際にはインナーカテーテルを左 CCA に挿入（あらかじめ左 CCA を確保）してから、Stiff-J を Pull-back すると確実に誘導することができる。

▶ 4Fr/Stiff-J-5.5 が CCA に挿入され、かつ DAC が遠位に誘導することができれば、左 TRA による左 CCA へのアプローチ下でもマイクロカテーテルの操作性に支障はない。

症例 34 未破裂前交通動脈瘤

未破裂前交通動脈瘤（クリッピング術後再発、コイル塞栓術後の再々発症例）（右橈骨動脈触知不能）

術前検査

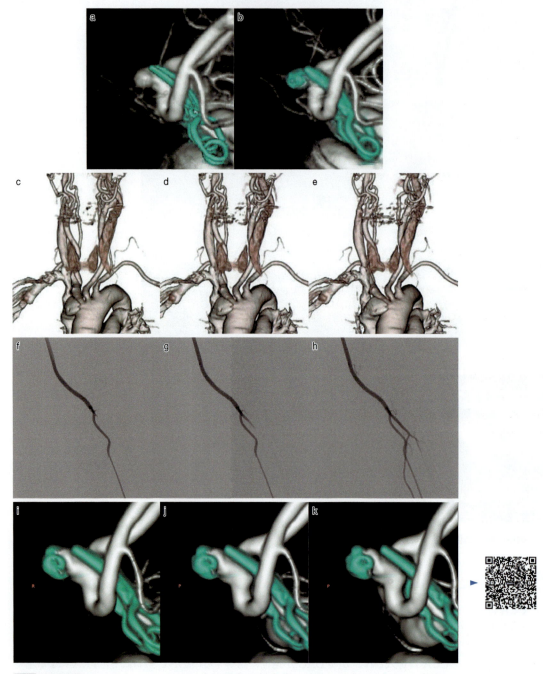

図1 術前画像

所見

- ► 前交通動脈瘤クリッピング術後に瘤増大（図1a）
- ► 上記病変にコイル塞栓施行（図1b）
- ► 3DCTAでは Type 2 の大動脈弓（図1 c-e）
- ► 左橈骨動脈径は 4Fr シース径と同等（図1f-h）
- ► 3DRA では動脈瘤の再々発あり（図1i-k）（**WEB・1**）
- ► 動脈瘤サイズは高さ 3.8mm、幅 3.4mm、ネック 2.9mm（図1i-k）

評価

- ► 動脈瘤は左 A1 長軸上に存在
- ► 瘤はワイドネック、ステントを併用したコイル塞栓が必要と判断
- ► Transcell テクニックによる瘤内への誘導は可能と判断
- ► 左橈骨動脈から左 CCA に 4Fr システムを誘導
- ► DAC をできる限り左 ICA 遠位に誘導
- ► シングルカテーテルによるステント併用コイル塞栓を行う

戦略検討と技術難易度

M	Transcell テクニックによるステント併用コイル塞栓

▼

A	右橈骨動脈は閉塞、左橈骨動脈からアクセス

▼

A	左橈骨動脈から左 CCA にアプローチ

▼

A	Type 2 の大動脈弓、左橈骨動脈から 4Fr ガイディングシースを左 CCA に挿入

治療戦略

1. 4Fr/Stiff-J-6.5 を左橈骨動脈から左 CCA に挿入
2. TACTICS を左 ICA 遠位に誘導
3. Transcell テクニックによるステント併用コイル塞栓

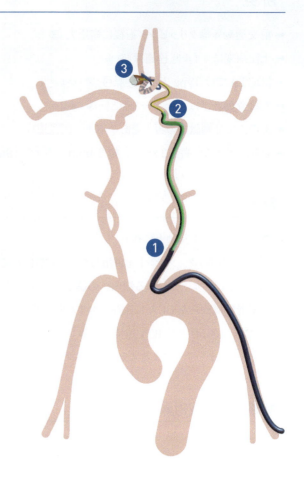

治療記録

　全身麻酔下、頭部を 30°左に回旋して固定。エコーガイド下に左 dRA を穿刺し、4Fr シース/17 を留置した（図2①-③）。4Fr/Stiff-J-6.5 付属の 4Fr-SY-2 を下行大動脈に進めた。AES ワイヤー/300 を用いて 4Fr/Stiff-J-6.5 にエクスチェンジした。左 DAT にて 4Fr/Stiff-J-6.5 先端形状を上行大動脈内にて再形成し、左 CCA に Pull-back にて挿入した（図2④）。Synchro/215、SL-10、TACTICS/130 を組み、ロードマップ下に ICA にアプローチした。TACTICS を petrous portion 水平部に進めた（図2⑤）。3DRA 撮影を行い（図2⑥・⑦）、ワーキングアングルを決定した（図2⑧）。ネック付近から hypothalamic artery が分枝していた（図2⑦、矢頭）。Synchro/215 を先行させ SL-10 を右 A2 に進め、右 A2 から A1 に ATLAS 3×21 を展開した。HWDUO にヒートシェイプを加え、Synchro/215 を使って Transcell テクニックにより動脈瘤内に挿入した。Target 360 ULTRA 3×6 にてフレームを作成、Target 360 ULTRA 2.5×4、Target 360 NANO 2.5×4 にて filling し、Target 360 NANO 1×2 にて finishing した（図2⑨）。塞栓後 3DRA にて hypothalamic artery の温存を確認（図2⑩-⑫）（WEB・2）シース抜去前の左橈骨動脈撮影（図2⑬）。

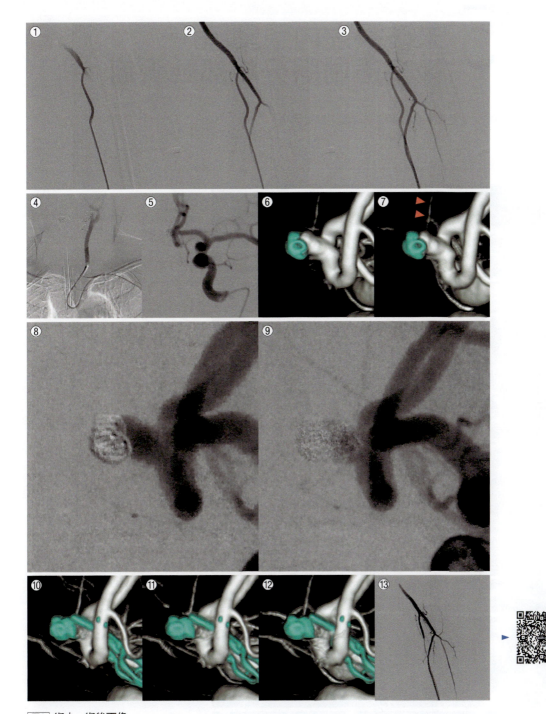

図2 術中・術後画像

ポイント

- 左 TRA にて 4Fr/Stiff-J-6.5 を左 CCA に誘導し、前交通動脈瘤にアプローチした。
- 4Fr ガイディングシースに DAC を組み合わせたシステム（シングルマイクロカテーテル）であっても、Transcell テクニックによってステント併用コイル塞栓が可能。
- 4Fr システムであっても DAC を組み合わせることで、マイクロカテーテルのハンドリングを安定させることができ、安全に治療を完遂することができた。

症例 35 未破裂左内頚動脈 — 後交通動脈分岐部動脈瘤

頭蓋内精査目的にて発見された両側未破裂内頚動脈瘤

術前検査

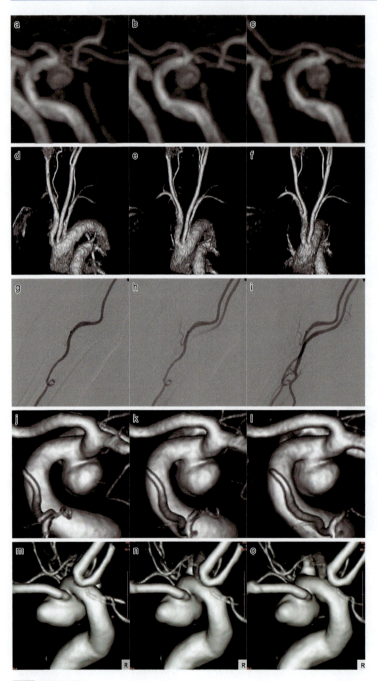

図1 術前画像

所見

- ► MRA にて両側内頚動脈瘤を認め、左側がより大きい（図 1a-c）
- ► MRA で大動脈弓は Type 3（図 1d-f）
- ► 右橈骨動脈に loop 形成あり、brachioradial artery となっている（図 1g-i）
- ► 3DRA では左動脈瘤は後交通動脈分岐部瘤である（図 1j-o）（WEB・1）
- ► 動脈瘤の最大径（左右径）は 10.5mm、前後径 6.4mm、高さ 6mm、ネック 5mm（図 1j-o）
- ► 内側から観察すると、左 PCoA はネック付近ドームから分岐している（図 1m-o）

評 価

- ► 左内頚動脈瘤はワイドネック、adjunctive テクニックによるコイル塞栓が必要と判断
- ► 右橈骨動脈の loop 形成から、右 TRA による 6Fr シース挿入はハイリスクと思われる
- ► 大動脈弓は Type 3、大動脈弓や左鎖骨下動脈に著明な動脈硬化は見られない
- ► 左橈骨動脈の拍動は良好に触知される：左 TRA を検討
- ► 術中左橈骨動脈撮影にて血管径を確認
- ► 左橈骨動脈径が発達していれば左 TRA による 6Fr システムを構築

戦略検討と技術難易度

(M) Adjunctive テクニックを使用したコイル塞栓

▼

(A) 右橈骨動脈の loop 形成から、右 TRA による 6Fr システム構築はリスクあり

▼

(A) 左橈骨動脈から左 CCA にアプローチ

▼

(A) Type 3 の大動脈弓、左橈骨動脈の発達が良好であれば 6Fr ガイディングシースを左 CCA に誘導

治療戦略

1. 左橈骨動脈撮影にて血管径を確認、発達良好であれば左TRAによりStiff-J-4-6.5を選択し、左CCAに誘導
2. 6Fr DACをpetrous portion水平部に誘導
3. ダブルカテーテルテクニックによるコイル塞栓

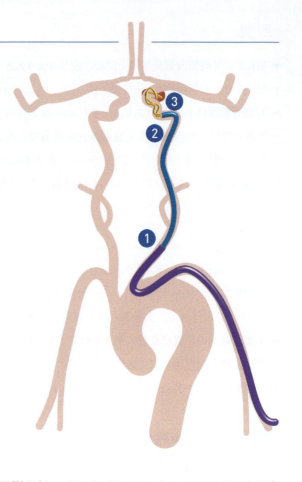

治療記録（WEB・3）（アクセス動画）

　全身麻酔下、エコーガイド下に左dRAを穿刺し、4Frシースを留置、撮影（図2①）。左橈骨動脈は発達しており、Stiff-J-4-6.5の挿入は可能と判断した。信州98、AESワイヤー/300を用いてStiff-J-4-6.5にエクスチェンジした。6Fr-SY-2、AESワイヤー/300を用いた左DATにてStiff-J-4-6.5を上行大動脈内で反転し、Pull-backにて左CCAに挿入した（図2②）。Synchro/215、Offset/150、Vecta71/125を組み、ICAにアプローチした。Vecta71/125はpetrous portion水平部に進めた（図2③）。3DRA撮影を行い（図2④-⑨）、ワーキングアングルを決定した。SL-10/90を瘤内に進め、HydroFrame18 6×19にてフレームを作成した。セカンドカテーテルとしてHWDUOをフレーム内に挿入し、Target XL 360 SOFT 4×12、HydroSoft 3D 2×6、HydroSoft 3D 1.5×3を2本、HydroSoft 3D 4×8、HydroSoft 3D 3×6、HydroSoft 3D 2×6、HydroSoft 3D 1.5×2を追加挿入した。3DRA撮影を行うと、一部にコイルが疎の部分があったため、Synchro/215先行でHWDUOを挿入し、HydroSoft 3D 2×4を2本、Target 360 NANO 2×4を挿入して治療を終了した。塞栓後3DRA画像（図2⑩-⑮）（WEB・2）。シース抜去前の橈骨動脈撮影（図2⑯）。術後MRAでは動脈瘤の描出なし（図2⑰-⑲）。

ポイント

▶ 右橈骨動脈はbrachioradial arteryかつloop形成あり、左橈骨動脈の拍動触知が良好であったことから左TRAを選択した。

▶ 術中左橈骨動脈撮影にて発達良好であったため、左TRAによる6Frシステムの誘導が可能と判断した。

▶ 術中左橈骨動脈撮影にて同血管が細径であった場合、小口径システムを両側TRAで誘導することでadjunctiveテクニックによるコイル塞栓を選択していた。

▶ DACを十分遠位に誘導することができたため、マイクロカテーテルのハンドリングは良好であり、dense packingすることができた。

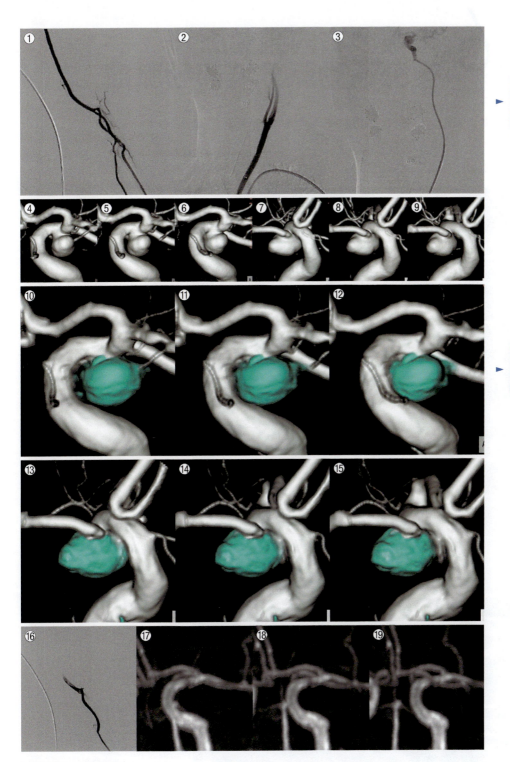

アクセス動画

図2 術中・術後画像

2章 難易度別 TRN症例集 Ⅲ｜TRN上級編

症例35 未破裂左内頚動脈－後交通動脈分岐部動脈瘤

症例 36 未破裂右内頚動脈 — 後交通動脈分岐部動脈瘤

頭蓋内精査目的に施行した MRI にて指摘された両側内頚動脈瘤（症例 35 の対側病変）

術前検査

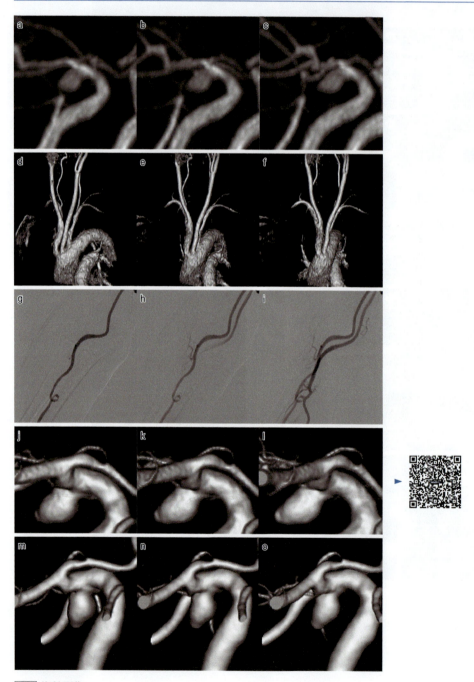

図1 術前画像

所 見

- ► MRA にて右内頚動脈瘤を認める (図 1a-c)
- ► MRA では Type 3 の大動脈弓 (図 1d-f)
- ► 右橈骨動脈に loop 形成あり、かつ brachioradial artery となっている (図 1g-i)
- ► 3DRA では動脈瘤は後交通動脈分岐部瘤である (図 1j-o) (WEB・❶)
- ► 動脈瘤サイズは高さ 6.2mm、幅 4.8 × 4.4mm、ネック 3.8mm (図 1j-o)

評 価

- ► 動脈瘤はワイドネック、fetal type の PCoA が内側から分岐している
- ► ダブルカテーテルテクニックによるコイル塞栓を計画
- ► 右橈骨動脈の loop 形成から、大口径システムの誘導はリスクが高いと判断
- ► 大動脈弓は Type 3 であるが、大動脈弓や左鎖骨下動脈に目立った動脈硬化はない
- ► 左橈骨動脈の拍動は触知良好、左 TRA を選択
- ► 左橈骨動脈から右 CCA に 6Fr システムを構築する

戦略検討と技術難易度

(M) ダブルカテーテルテクニックによるコイル塞栓

▼

(A) 右橈骨動脈の解剖から、右 TRA による 6Fr システムの構築はリスクあり

▼

(A) 左橈骨動脈から右 CCA にアプローチ

▼

(A) Type 3 の大動脈弓、左橈骨動脈から 6Fr ガイディングシースを右 CCA に誘導

治療戦略

1. Stiff-J-4-6.5 を左橈骨動脈から右 CCA に挿入
2. 6Fr DAC を petrous portion 水平部に誘導
3. ダブルカテーテルテクニックを用いたコイル塞栓

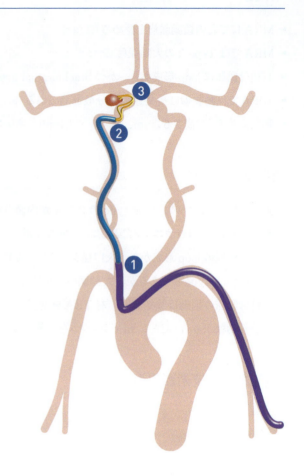

治療記録

　全身麻酔下、エコーガイド下に左 dRA を穿刺し、4Fr シース/17 を留置した（図2①）。信州 98、AES ワイヤー/300 を用いて Stiff-J-4-6.5 にエクスチェンジした。6Fr-SY-2、AES ワイヤー/300 を用いた左 DAT で Stiff-J-4-6.5 を上行大動脈内で反転し、Pull-back にて右 CCA に誘導した（図2②）。Synchro/215、6Fr/Vecta71/125、Offset/150 を組み、ICA にアプローチした（図2③）。Vecta71 は petrous portion 水平部に誘導した（図2④）。3DRA 撮影を行い、ワーキングアングルを決定した（図2⑤・⑥）。SL-10/90 を瘤内に進め、Target XL 360 SOFT 5 × 15 でフレームを作成した。次いで、SL-10/J をフレーム内に挿入し、HydroSoft 3D 4 × 12、HydroSoft 3D 3 × 6、IMPAX Complex Finishing 1 × 3 を追加挿入した。SL-10/90 から IMPAX Complex Finishing 1 × 3、Target 360 NANO 1 × 2 を2本挿入して治療を終了した（図2⑦・⑧）。

　塞栓前後の 3DRA 画像（図2⑨・⑩）（WEB・❷）。シース抜去前の左橈骨動脈撮影（図2⑪）。術後 MRA にて動脈瘤の描出なし（図2⑫-⑭）。

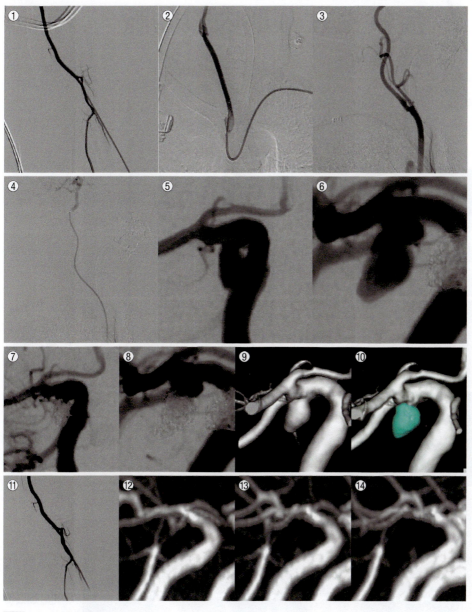

図2 術中・術後画像

ポイント

▶ 症例35の治療2週間後に前回同様左dRA、6Frガイディングシースにて治療を実施した。

▶ 左橈骨動脈に問題はなく、今回もdRAから治療を行うことができた。

209

症例37 症候性左頚部内頚動脈狭窄症

脳梗塞にて発見された左頚部内頚動脈狭窄症

術前検査

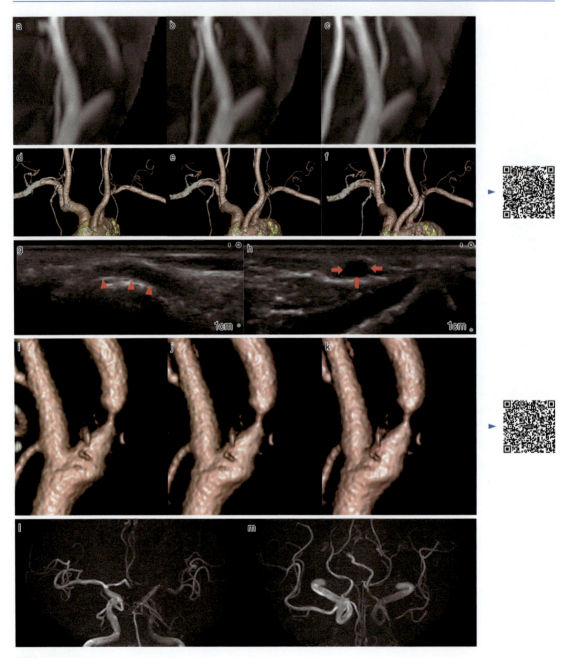

図1 術前画像

所見

- ▶ 左頚部内頚動脈に高度狭窄あり、症候性と考えられた (図1a-c)
- ▶ 3DCTA にて大動脈弓は Type 2、大動脈弓に石灰化を伴う動脈硬化あり (図1d-f)(**WEB·❶**)
- ▶ エコーにて右 dRA 穿刺部橈骨動脈径は約 3mm (図1g：矢頭；橈骨動脈長軸)
  (図1h：矢印；橈骨動脈短軸)
- ▶ 3DCTA にて ICA 近位部に高度狭窄あり、CCA に狭窄は見られない (図1i-k)(**WEB·❷**)
- ▶ MRA にて ACoA、左 PCoA 確認され、M1 近位部に狭窄あり (図1l, m)

評価

- ▶ 左頚部内頚動脈高度狭窄症
- ▶ 左 M1 狭窄を併発しているが、まずは近位病変に対して CAS を行う方針とした
- ▶ 術中の遠位塞栓には注意が必要、バルーン付きガイディングを使用したい
- ▶ 右橈骨動脈径から、8Fr/Optimo のシースレス挿入は可能と判断
- ▶ 左 CCA 遮断時に cross flow を介した側副血行は期待できる
- ▶ 術中遠位塞栓を予防するために flow reversal、遠位バルーンを併用する
- ▶ 右前腕部静脈にシースを挿入、flow reversal 回路を作成し、持続返血する

戦略検討と技術難易度

(M) プラークサイズから術中遠位塞栓に注意が必要な CAS

▼

(M) 右橈骨動脈径から、右 dRA による 8Fr/Optimo のシースレス挿入が可能

▼

(M) 右 dRA による左 CCA へのアプローチ

▼

(A) Type 2 の大動脈弓、追い越し法により 8Fr/Optimo を左 CCA に誘導

治療戦略

1. 右 dRA により 8Fr/Optimo を追い越し法にて左 CCA に挿入
2. Optimal Wire による遠位プロテクション
3. 右前腕部静脈にシースを挿入し、8Fr/Optimo と連結、回路を作成
4. Flow reversal、遠位バルーン併用下での CAS

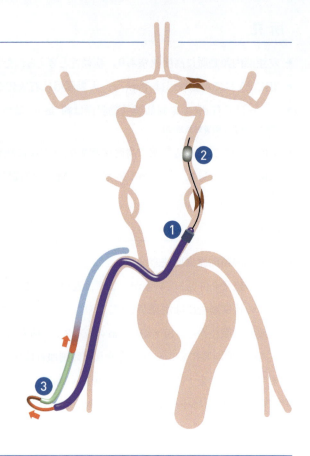

治療記録

　全身麻酔下、右橈側皮静脈に 4Fr シース/11 を留置した（図2①）。右 dRA にて 4Fr シース/11 を留置した（図2②）。シースより硝酸イソソルビド 2mg とベラパミル 5mg を投与した（図2③）。Stiff ワイヤー/300 を挿入し、TMP ダイレーターを装着した 8Fr/Optimo をシースレスアプローチで右鎖骨下動脈に誘導した。8Fr/Optimo に 6Fr SHINSHU8 を挿入、上行大動脈内で反転させ左 CCA に誘導した（図2④・⑤）。ロードマップ下にハーフ Stiff ワイヤー/180 を左 ECA に誘導した（図2⑥）。この状態で 8Fr/Optimo を左 CCA に誘導した（6Fr SHINSHU8 を用いた「追い越し法」）（図2⑦）。頭蓋内コントロール撮影、3DRA を行った。8Fr/Optimo と右橈側皮静脈の 4Fr シース/11 をオプティモチャンバーを介して連結させ、回路を作成した。Optimal Wire にて lesion cross し（図2⑧）、遠位に誘導し、拡張させた。撮影にて ICA の閉塞を確認した（図2⑨）。8Fr/Optimo にて左 CCA を遮断し、作成した回路を開放し、flow reversal 回路とした。Sterling 4 × 30 にて前拡張（図2⑩）、CASPER 9 × 30 を展開（図2⑪）、Sterling 5 × 30 にて後拡張した（図2⑫）。REMOVE（吸引カテーテル）にてステント内を 20mL × 5 回吸引を行った。最後に吸引した血液中に明らかな debris を認めなかった。REMOVE から少量の造影剤を混入させた生理食塩水を注入して ICA 内の血液を ECA 側に流出させた。ステント内撮影にて良好な拡張とプラークのステント内突出がないことを確認した。8Fr/Optimo、Optimal Wire の順に遮断を解除、再開通させた。撮影にて良好な拡張を確認した（図2⑬）。ステント留置前後の 3DRA 画像（図2⑭）（WEB・❸）（図2⑮）（WEB・❹）。Optimo 抜去前の右橈骨動脈撮影にて問題なし（図2⑯）。

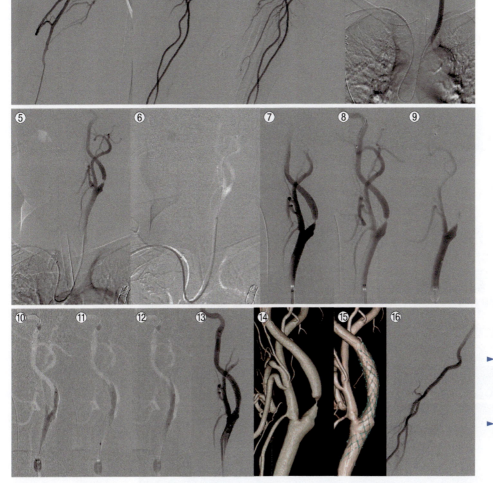

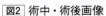 術中・術後画像

ポイント

▶ 大動脈弓は Type 2 であったが、6Fr SHINSHU8 を用いた追い越し法にて 8Fr/Optimo を左 CCA に容易に誘導することができた。

▶ 前腕部のみの穿刺で、flow reversal、遠位バルーンによる dual protection system 下での CAS を完遂することができた。

症例 38 症候性左頸部内頚動脈狭窄症

脳梗塞にて発症した左頸部内頚動脈狭窄症

術前検査

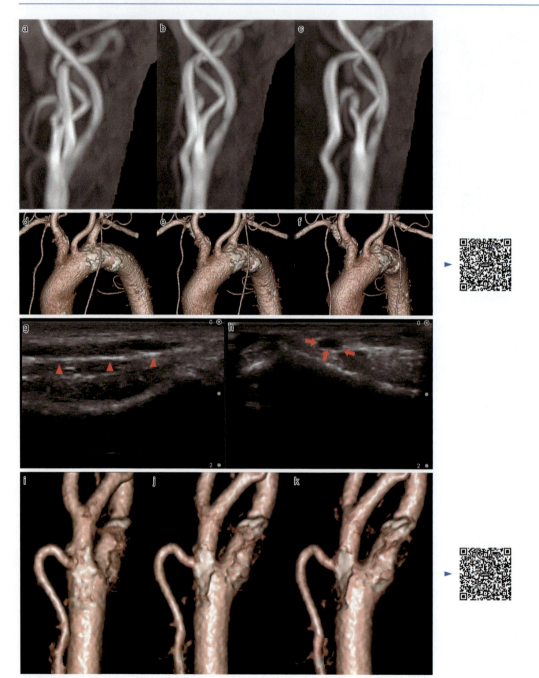

図1 術前画像

所見

- ► MRA にて左頚部内頚動脈に狭窄あり(図1a-c)
- ► 3DCTA では大動脈弓は Type 3、大動脈弓に石灰化を伴う動脈硬化あり(図1d-f)(**WEB・❶**)
- ► 腕頭動脈と左 CCA は近接して走行しているが、並走している距離は短い(図1d-f)
- ► 左 CCA 近位部に蛇行あり(図1d-f)
- ► エコーにて右橈骨動脈(cRA 穿刺部)径は 2.8mm(図1g；矢頭；橈骨動脈長軸)
  (図1h：矢印；橈骨動脈短軸)
- ► 3DCTA にて頚動脈狭窄に壁不正、潰瘍を伴う中等度狭窄あり(図1i-k)(**WEB・❷**)

評価

- ► 左頚部内頚動脈狭窄症は症候性と考えられた
- ► 術中の遠位塞栓予防には特に注意が必要
- ► 右橈骨動脈径から右 TRA による 8Fr バルーン付きガイディングカテーテルのシースレス挿入は可能と判断
- ► 腕頭動脈、左 CCA 近位部の走行から、ストレート形状のガイディングカテーテルの挿入は難しい可能性がある
- ► 大動脈弓に石灰化あり、大動脈弓内でのデバイス操作は慎重に行う
- ► 術中遠位塞栓症を予防するために flow reversal、遠位フィルターを併用

戦略検討と技術難易度

(M) Flow reversal、遠位フィルター併用下での CAS

▼

(M) 右橈骨動脈径から、右 TRA による 8Fr/Optimo のシースレス挿入可能と判断

▼

(A) 右橈骨動脈から左 CCA へのアプローチ

▼

(A) Type 3、腕頭動脈と左 CCA 近位部が近接して走行しているが
その並走距離は短い：Push-in テクニックにより 8Fr/Optimo を左 CCA に誘導

治療戦略

① シースレス右 TRA により 8Fr/Optimo を Push-in テクニックにて左 CCA にシースレス挿入
② FilterWire を遠位 ICA に展開
③ 右前腕部静脈にシースを挿入、8Fr/Optimo と回路を作成
④ Flow reversal、遠位フィルター併用下での CAS

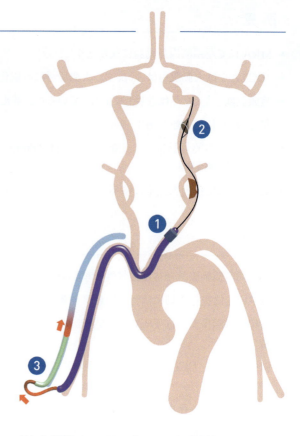

治療記録

　全身麻酔下、右橈側皮静脈を穿刺し 4Fr シース/11 を留置（図2①）。右 cRA を穿刺し 4Fr シース/11 を留置（図2②）。STD ワイヤー/150 を使って TMP ダイレーターを装着した 8Fr/Optimo をシースレスアプローチにより誘導。ロングネックシモンズ 4/6Fr を STD ワイヤー/150 を用いて上行大動脈で反転させ、左 CCA に挿入した（図2③）。ロードマップ下に SURF/180 を左 ECA に誘導（図2④）、ロングネックシモンズ 4/6Fr を追従させ、左 ECA に誘導。ワイヤーをハーフ Stiff/260 に交換して、8Fr/Optimo を Push-in テクニックにて左 CCA に誘導した（図2⑤）。3DRA 撮影を行い（図2⑥）（WEB・3）、計測およびワーキングアングルを設定した（図2⑦）。FilterWire を進めたが、誘導中に抵抗があり、確認すると大動脈弓内で 8Fr/Optimo が kinking していた（図2⑧）。8Fr/Optimo を少し引くと kinking が緩和され、さらにロングネックシモンズ 4/6Fr を挿入することで kinking を完全に解除することができた（図2⑨）。FilterWire を lesion cross し、遠位で展開した。8Fr/Optimo と静脈の 4Fr シース/11 とをオプティモチャンバーを介して接続し、回路を作成した。左 CCA を遮断して回路を開放すると、ICA の血流は停滞していた。Sterling 3.5 × 30 にて前拡張（図2⑩）、WALL 8 × 21 留置（図2⑪）、Sterling 4 × 30 にて後拡張を行った（図2⑫）。8Fr/Optimo から血液を吸引し確認すると debris を認めたため、debris が消失するまで（20mL × 10 回）静脈ルートに返血した。ステント内撮影にて狭窄部の良好な拡張と、ステント内にプラーク突出がないことを確認。FilterWire を回収し、再度 8Fr/Optimo から血液を数回吸引、静脈ルートに返血した。左 CCA の遮断を解除し、再開通させた（図2⑬）。ステント留置後の 3DRA 画像（図2⑭）（WEB・4）。8Fr/Optimo 抜去前の橈骨動脈の撮影にて問題なし（図2⑮）。

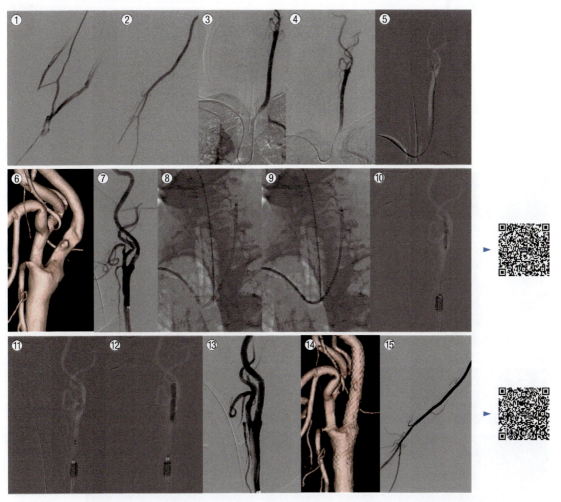

図2 術中・術後画像

ポイント

▶ Type 3 アーチ、腕頭動脈と左 CCA 近位部が近接して走行しており、右 TRA から左 CCA へのストレート形状のガイディングの誘導が難しい症例と考えられた。ただし、腕頭動脈と左 CCA 近位部が並走する距離は比較的短かったため、Push-in テクニックにより 8Fr/Optimo を誘導することができた。

▶ 8Fr/Optimo を左 CCA に誘導後、8Fr/Optimo を押し込んだ状態でインナーシステム（インナーカテーテル＋ワイヤー）を抜去したり、インナーシステムが挿入されていない状態で 8Fr/Optimo を押し込むと、8Fr/Optimo が kinking することがある。インナーシステムを抜去する前に 8Fr/Optimo を少し引き抜き気味にして、たわみを解除しておくことが重要である。

▶ Kinking が生じたときには、ガイディングをゆっくりと引き気味（押し込んだり、トルクをかけたりするのではなく）にすると kinking が緩和され、さらにインナーカテーテルを挿入することで kinking を解除することができる場合がある。

症例 39 無症候性左頚動脈狭窄症

他科術前検査にて発見された左頚動脈高度狭窄症

術前検査

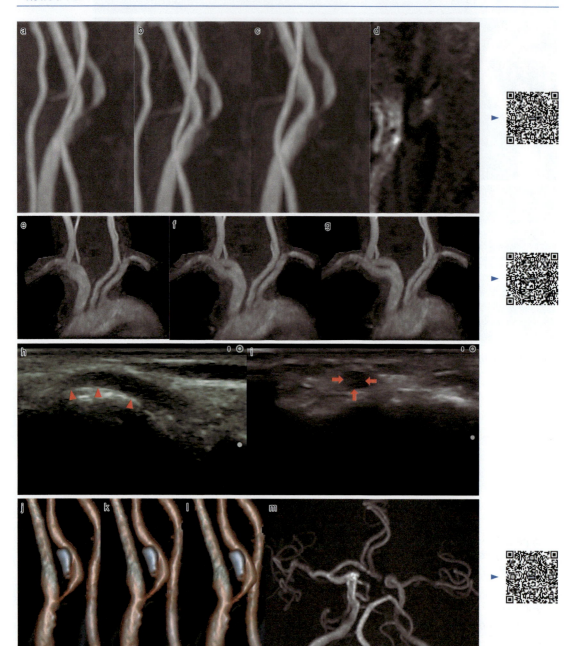

図1 術前画像

所 見

▶ 左頚動脈に狭窄あり、狭窄は CCA にも及んでいる（図 1a-c）（WEB・❶）

▶ BBI-T1WI にてプラークは高信号（図 1d）

▶ MRA にて大動脈弓は Type 3。腕頭動脈と左 CCA 近位部は近接して走行している（図 1e-g）（WEB・❷）

▶ エコーにて橈骨動脈径は 2.8mm（図 1h：矢頭；橈骨動脈長軸）（図 1i：矢印；橈骨動脈短軸）

▶ 3DCTA にて狭窄は高度。狭窄遠位には石灰化あり（WEB・❸）（図 1j-l）

▶ MRA にて左 A1 の描出は不明瞭だが、低形成な左 PCoA あり（図 1m）

評 価

▶ 左頚動脈高度狭窄：ソフトプラーク、プラークサイズは大きい

▶ 術中の遠位塞栓には特に注意が必要

▶ 右橈骨動脈径から右 TRA による 8Fr バルーン付きガイディングのシースレス挿入は可能と判断

▶ 大動脈弓や腕頭動脈 / 左 CCA の走行から、右 TRA による 8Fr バルーン付きガイディングの左 CCA への誘導は難しい（システムが滑落しやすい）ことが推測される

▶ 左 CCA 遮断時、左 PCoA を介した側副血行が期待される

▶ 右前腕部静脈に血栓閉塞の既往あり、左前腕部静脈にシースを挿入、flow reversal 回路を作成

▶ 遠位フィルターも併用して術中遠位塞栓の予防を図る

戦略検討と技術難易度

(M) Flow reversal、遠位フィルター併用下での CAS

▼

(M) 右橈骨動脈径から右 TRA による 8Fr/Optimo のシースレス挿入は可能

▼

(A) 右橈骨動脈から左 CCA へのアプローチ

▼

(A) Type 3 アーチ、腕頭動脈 / 左 CCA 近接：6Fr SHINSHU8 を用いた追い越し法により 8Fr/Optimo を左 CCA に誘導

治療戦略

① 右 TRA にて 8Fr/Optimo を左 CCA にシースレス挿入
② FilterWire を狭窄遠位 ICA に展開
③ 左前腕部静脈にシースを挿入、8Fr/Optimo と連結、回路を作成
④ Flow reversal、遠位フィルター併用下に CAS

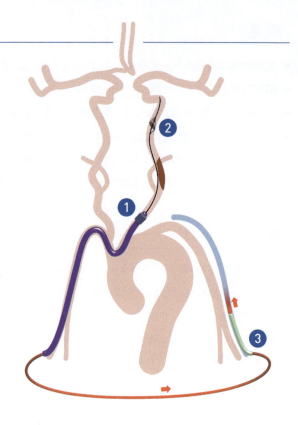

治療記録 （WEB·6）（アクセス動画）

　全身麻酔下、左橈側皮静脈に 4Fr シース/11 を留置（図2①）。エコーガイド下に右 dRA に 4Fr シース/11 を留置し（図2②）、硝酸イソソルビド 0.5mg とベラパミル 5mg をシースより投与。信州98 を STD ワイヤー/150 を用いて上行大動脈に誘導、Stiff ワイヤー/300 に入れ替えて、シースレスアプローチにより TMP ダイレーターを装着した 8Fr/Optimo を右鎖骨下動脈に誘導した。6Fr SHINSHU8 を SURF/180 を用いて上行大動脈で反転させ、左 CCA に挿入した（図2③）。ロードマップ下にハーフ Stiff ワイヤー/260 を左 ECA に挿入（図2④）、8Fr/Optimo を追従させて左 CCA に誘導した（6Fr SHINSHU8 を用いた「追い越し法」）（図2⑤）。3DRA 撮影を行い（図2⑥）（WEB·4）、計測およびワーキングアングルを決定した（図2⑦）。FilterWire を lesion cross し、遠位で展開した。8Fr/Optimo と静脈の 4Fr シース/11 とをオプティモチャンバーを介して接続し、回路を作成した。8Fr/Optimo にて左 CCA を遮断、回路を開放すると ICA の血流は停滞した。Sterling 3×30 にて前拡張（図2⑧）、WALL 8×21 留置、Sterling 4.5×30 にて後拡張を行った（図2⑨）。8Fr/Optimo から血液を吸引し確認したところ大量の debris を認めた。20mL×10 回静脈ルートに返血した（最終的に吸引血液から明らかな debris が消失）。ステント内撮影にて狭窄部の良好な拡張と、ステント内プラーク突出がないことを確認した（図2⑩）（WEB·5）。FilterWire を回収し、再度 8Fr/Optimo から血液を数回吸引し静脈ルートに返血した。左 CCA の遮断を解除し、再開通させた。Optimo 抜去前の橈骨動脈撮影にて問題なし（図2⑪）。

ポイント

▶ 大動脈弓は Type 3 で腕頭動脈と左 CCA が近接して走行しており、右 TRA による左 CCA へのストレート形状のガイディングの誘導は困難が予測される。6Fr SHINSHU8 は折り返し長さが 8cm と長く、ハーフ Stiff ワイヤーを ECA に進めても大動脈弓内に滑落することなく、「耐えて」くれた。このような誘導困難な症例に対して 6Fr SHINSHU8 を用いた「追い越し法」はシンプルかつ有用な方法である。

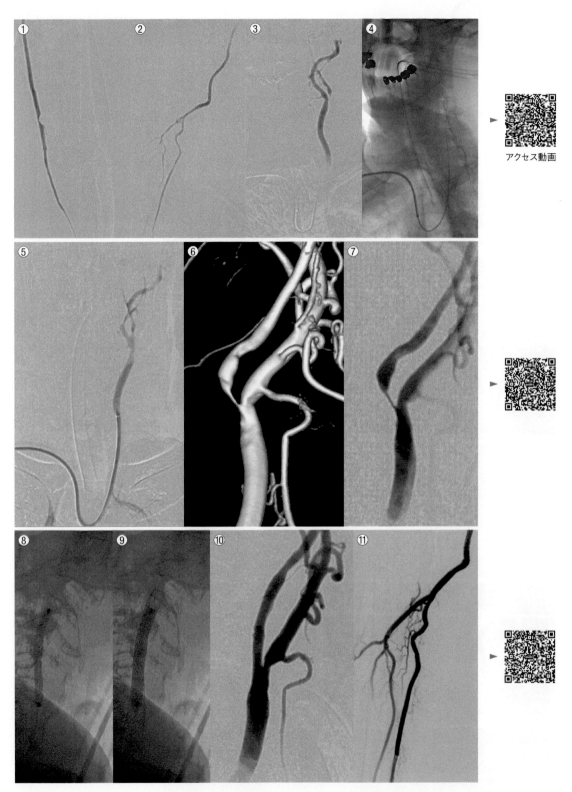

図2 術中・術後画像

症例 40 症候性左頚部内頚動脈狭窄症

右手指運動麻痺の精査目的に施行した MRI にて発覚した左前頭葉脳梗塞と左頚動脈狭窄症

術前検査

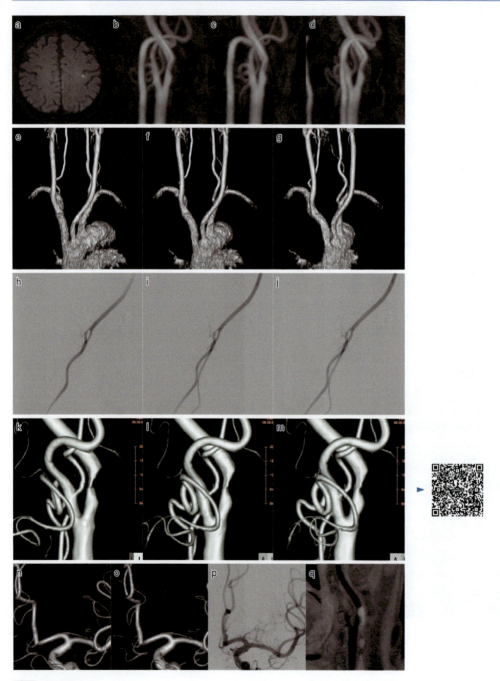

図1 術前画像

所見

► MRI にて左中心前回に急性期梗塞あり (図1a)

► MRA にて左頚部内頚動脈に狭窄あり (図1b-d)

► MRA では Type 3 の大動脈弓 (図1e-g)

► 右橈骨動脈径は 4Fr シース径より大きい (図1h-j)

► 3DRA では狭窄は高度、プラークサイズは大きい (図1k-m) (WEB・❶)

► 血管撮影では低形成だが ACoA あり (図1n-p)

► BBI-T1WI にてプラークは高信号 (図1q)

評価

► 大きなソフトプラークであり、より確実な術中遠位塞栓の予防が必要

► ACoA を介した cross flow はある程度期待できる

► 右橈骨動脈径から、右 TRA による 8Fr/Optimo のシースレス挿入は可能と判断

► Type 3 の大動脈弓、しかも腕頭動脈と左 CCA が近接して走行している。右 TRA による 8Fr/Optimo の左 CCA への誘導は困難が予測される

► 画像所見から左 CCA には明らかなプラークはなく、デバイスを左 CCA から ECA に誘導する際にはプロテクションは不要

戦略検討と技術難易度

(M) プラーク性状から術中の遠位塞栓には特に注意が必要

▼

(M) 右橈骨動脈径から、右 TRA による 8Fr/Optimo のシースレス挿入可能

▼

(A) 右橈骨動脈から左 CCA にアプローチ

▼

(A) Type 3 の大動脈弓、Balloon anchoring technique による 8Fr/Optimo の左 CCA 誘導を計画

治療戦略

1. 8Fr/Optimo を Balloon anchoring technique を使用して右橈骨動脈から左 CCA に誘導
2. Optimal Wire を狭窄遠位 ICA に誘導
3. 右大腿静脈にシースを挿入、8Fr/Optimo と連結させ、回路を作成
4. Flow reversal、遠位バルーン併用下での CAS

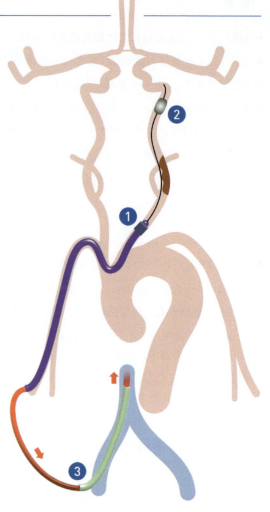

治療記録（ WEB·3 ）（アクセス動画）

　全身麻酔下、エコーガイド下に右大腿静脈を穿刺し、6Fr シースを留置した。エコーガイド下に右 dRA を穿刺し、4Fr シース/17 を留置した（図2①）。信州 98 を上行大動脈に進め、AES ワイヤー/300 に交換した。TMP ダイレーターを装着した 8Fr/Optimo をシースレスアプローチにより右鎖骨下動脈に誘導した。ロングネックシモンズ 5/6Fr を左 CCA に挿入した（図2②）。CCA 撮影にて facial artery 分岐部が観察できる角度のロードマップを作成した。PIXIE 先端から Optimal Wire を挿入し、ロングネックシモンズ 5/6Fr に挿入した。Optimal Wire を facial artery の遠位まで進めて 5mm でバルーンを拡張した。Optimal Wire と PIXIE をトルクデバイスで一体化した。ロングネックシモンズを Push し上行大動脈内でたわんだところで PIXIE を Pull するとロングネックシモンズが左 CCA 内に進み、さらにロングネックシモンズ 5/6Fr を Push して左 CCA 遠位に進めた（図2③）。Optimal Wire、PIXIE、ロングネックシモンズ 5/6Fr を把持して、8Fr/Optimo を追従させることで左 CCA に誘導した（図2④）（Balloon anchoring technique）。PIXIE、ロングネックシモンズ 5/6Fr を抜去した（図2⑤）。8Fr/Optimo による近位遮断下に Optimal Wire を lesion cross し（図2⑥）、Optimal Wire にて ICA を遮断した（図2⑦）。8Fr/Optimo と大腿静脈の 6Fr シースを連結させ、回路を作成した。Sterling 4×40 にて前拡張（図2⑧）、WALL 10×31 を展開し、Sterling 5×40 にて後拡張した（図2⑨）。ステント内にプラークの突出を認めたため、WALL 8×29 を同部位に追加した。ICA 内にて血液を吸引（20mL×7回）した。さらに 8Fr/Optimo のみ遮断解除して ICA 内を 20mL×3 回生食を注入し、ICA 側から ECA 側に流出させ洗浄した。Optimal Wire を解除して再開通させた（図2⑩）。ステント留置後の 3DRA（図2⑪）（ WEB·2 ）。8Fr/Optimo 抜去前の橈骨動脈撮影（図2⑫）。術後の MRI にて急性期梗塞なし（図2⑬-⑮）。

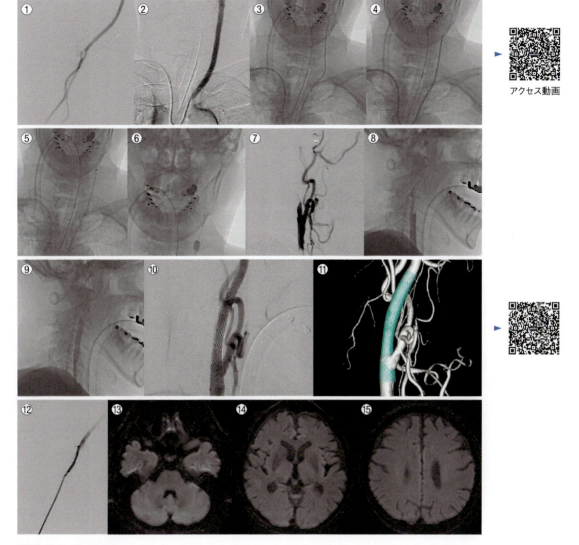

[図2] 術中・術後画像

ポイント

- Type 3 アーチかつ腕頭動脈と左 CCA が近接して走行している症例であったが、Balloon anchoring technique を用いて 8Fr/Optimo を左 CCA に誘導することができた。
- PIXIE、ロングネックシモンズ 5/6Fr を抜去する前に 8Fr/Optimo を少し引き抜いて、たわみをとることによって Optimo の kinking を防止することができる。

3章

TRNの
カテーテルトラブルと
シースに関する考察

01 カテーテル破損による橈骨動脈損傷についての考察
―FUBUKI DK を用いた引張試験―

1 はじめに

　TRN における問題点として、橈骨動脈の血管攣縮、橈骨動脈閉塞、仮性動脈瘤の形成などが挙げられる。橈骨動脈の攣縮は最も頻度が高く、4-20% に生じると報告されている[1]。血管攣縮が重度な場合にはカテーテル/シースがトラップされて抜去困難となり、橈骨動脈の損傷を来す可能性がある。橈骨動脈の断裂により前腕部にコンパートメント症候群を生じ、緊急手術を必要とした症例も報告されている[2]。同報告では、抜去した 6Fr FUBUKI DK は破損しており、その破損が血管の損傷を重症化させた可能性が示唆されている。

2 引張試験の概要

　我々も TRN 症例で FUBUKI DK を使用している。そのため、今回 FUBUKI DK を引っ張った際に生じるカテーテルの破損について評価するため *in vitro* での実験を行うことにした。

Ⅰ 使用カテーテル

　4Fr（90cm）、5Fr（90cm）、6Fr（90cm）の FUBUKI DK 各1本。

Ⅱ 方法

　各サンプルは先端と先端から 500mm の部分を引張試験機 Instron 5982（インストロンジャパン）に固定した（図1）。試験機の限界距離（975mm）に達するまで 2mm/秒で引っ張り、カテーテルの外観と応力を調べた。

Ⅲ 結果

　4Fr、5Fr、6Fr のいずれにおいても外層が破損し、カテーテル表層にささくれが生じた。5Fr は途中で完全に断裂した。6Fr は外層および内層は断裂したが、内部の金属メッシュまでは断裂しなかった（図2）。
　また、応力-ひずみ曲線を作成し特性を比較した（図3）。径によらず応力はほぼ等しく、強度もほぼ等しいことが示唆された。4Fr はひずみを大きくしても伸び

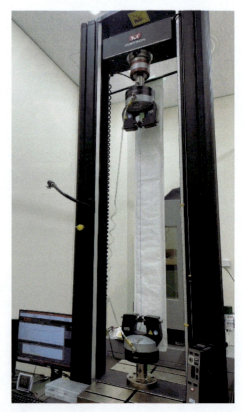

図1 引張試験機
カテーテルを固定し引っ張っているところ。

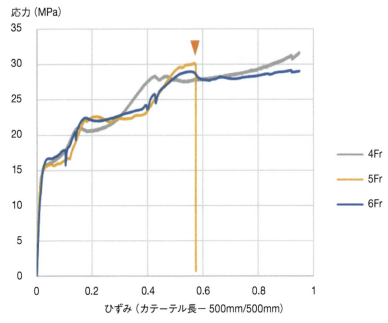

図3 FUBUKI DK の応力 - ひずみ曲線
5Fr は矢頭の位置で完全に断裂した。

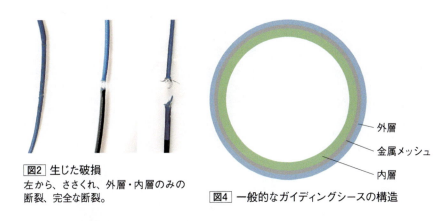

図2 生じた破損
左から、ささくれ、外層・内層のみの断裂、完全な断裂。

図4 一般的なガイディングシースの構造

続けたが、5Fr は完全に断裂し、6Fr も部分的に断裂した。4Fr は特に粘り強いことが示唆された。曲線の傾きは硬さを示すが、4Fr から 6Fr のいずれもほぼ等しく、径によらず硬さは同等であることが示唆された。

FUBUKI DK は、強度・硬さは径によらずほぼ等しく、4Fr は特に粘り強いことが示唆された。

Ⅳ 考察

FUBUKI DK は引っ張られた際、様々な形で破損することがわかった。いずれの径でも破損は観察され、それらが血管内で生じると血管損傷を引き起こす可能性があると考えられた。他のガイディングシースやシースイントロデューサー、シースレスアプローチで使用されるバルーン付きガイディングカテーテルなどについても同様の実験を行う必要があると考えられた。

ガイディングシースは一般的に、樹脂を材料とする内層と外層、その中間の金属メッシュで構成される（図4）。これらの材質や構造は各製品で異なる。そのため、その強度や特性は、製品により、ま

た同一製品でも径により異なることが予想される。

Ⅴ　結　論

　実際の臨床とは異なる条件下ではあるが、引っ張りによる FUBUKI DK の外観と応力の変化を知ることができた。FUBUKI DK に限らず、TRN で用いるすべてのカテーテルに対して引っ張りによる破損と引き起こされる血管損傷の可能性について認識しておく必要がある。

（阿部大志郎・小山淳一）

参考文献

1) Chen CW, et al: A simple and effective regimen for prevention of radial artery spasm during coronary catheterization. Cardiology 105: 43-7, 2006
2) Fuga M, et al: Compartment syndrome associated with vascular avulsion caused by transradial access in neurointervention for unruptured intracranial aneurysm: illustrative case. J Neurosurg Case Lessons 5: CASE22559, 2023

02 GSの利点と欠点
―シースイントロデューサの使用について―

1 はじめに

　我々の TRN の多くでガイディングシース（GS）を使用している。ガイディングシースは穿刺部から標的血管まで1本のカテーテルで到達することが可能で、結果的に血管穿孔径を小径化することができる利点がある。一方、橈骨動脈は大腿動脈と比較して細径であるため、シース挿入時に生じる内皮障害および血管攣縮の危険性が潜在的に高い。さらに、不十分な血管径の橈骨動脈にシースを挿入/抜去した際に、疼痛、血管損傷（血管解離、血管断裂）、内皮障害、血管攣縮、動脈閉塞の可能性を高めてしまう。したがって、挿入シース径を小口径化することができるガイディングシースをTRN で使用することは合理的であると言える。

2 ガイディングシースの欠点

　一方、ガイディングシースには欠点がある。まず、橈骨動脈を通過させるシースの総距離が長いことである。100cm のガイディングシースを橈骨動脈から CCA に到達させる場合、少なくとも 60cmガイディングシースが橈骨動脈を通過することになる。摩擦により引き起こされる内皮障害や血管攣縮は橈骨動脈内のデバイス通過距離が長いほど大きいと推測される。次に、カテーテル損傷や抜去困難のリスクである。すべてのカテーテルにカテーテル損傷や抜去困難のリスクは存在するが、TRNにおいてはカテーテル損傷や抜去困難のリスクが TFA よりも高いと考えられ、特にガイディングシースやシースレスアプローチでカテーテルを使用した場合、橈骨動脈にトラップされるカテーテル長が長くなるためカテーテル断裂や血管損傷を引き起こす可能性がある。

3 シースイントロデューサーの使用

　一般的にシースイントロデューサーは、カテーテルの動きによる血管穿孔部の損傷を最小化するために使用する。シースイントロデューサーの使用によって穿孔径が大きくなるために TRN で使用する機会はこれまで少なかった。しかし、上腕動脈遠位部に到達することができるシースイントロデューサーを使用すれば、カテーテル通過に伴う橈骨動脈の内皮障害や血管攣縮、デバイス抜去困難やそれに伴う血管損傷のリスクを低減することができる。肉薄、親水性コーティング、高い対圧縮性、不断裂性を併せ持つシースイントロデューサを用いることで、橈骨動脈損傷とデバイス損傷の両リスクを低減できる可能性がある。

（小山淳一）

おわりに

　なぜ自分は「脳血管内治療」に強く興味を持って、今もなお続けているのだろう。落ち着いて考えてみると、これほどまでにハイリスクな仕事は他にはないのではと思ったりもする。もっと楽をしようと思えばいくらでもできるだろうに。強いストレスを常に抱えながらも「脳血管内治療」を続けているのはなぜだろう。それは、そのストレス以上に社会的ニーズが高く強烈な「やりがい」があり、それゆえ身を捧げるのに相応しい「価値」があると感じており、そして「未来」を感じ、見出すことができるfieldと感じているからだと思う。

　医師を目指した頃、「患者を助けたい」「患者やその家族に喜んでほしい」というpureな気持ちが私にはあった。その熱い気持ちも満足させてくれるサブスペシャリティ、それが私にとっては「脳血管内治療」なのだと思う。「脳血管内治療」は私にとって圧倒的に「ポジティブ」なのだ。

　「脳血管内治療」は脳神経外科における「低侵襲治療の代表格」であるというのがcommon senseなのに、さらなる低侵襲化を目指すことができるとしたら、それはこの分野の「未来」そのものだと思う。小山淳一先生と「TRN立ち上げ」から現在に至るまで時を一緒に刻むことができ、私にとって何ものにも代え難い時間となっている。

　一度きりの人生、時間は有限だ。私は自分の限られたこの貴重な時間を「ポジティブ」に使いたいと思っている。TRNによって、全国各地に切磋琢磨することができる仲間ができた。しかも、その輪は確実に拡がっている。もちろん、本書を手にとってくれた読者の方も含めて。

　TRNに対して、賛同、中立、批判、いずれの立場もあっていい、あるべきだと思う。真に「安全」「低侵襲」「Patient first」な脳血管内治療を目指して、「pureな気持ち」を忘れずに、全国のみなさんとますます高め合っていけることを願っている。

2024 年 9 月吉日

花岡　吉亀

謝　辞

　最後に、TRNへのご理解と本書刊行にご協力いただいた脳神経外科医師、メディカルスタッフ諸氏、医学部生に心より感謝申し上げる。

小林脳神経外科病院（長野市）	脳神経外科	小林　聰先生
	脳神経外科	小林秀企先生
	脳神経外科	柿澤幸成先生
	脳神経外科	北村　聰先生
	看護部	小嶋かおる氏
	看護部	三澤由美氏
	放射線部	上沢健治氏
	放射線部	苗代一彦氏
小林脳神経外科・神経内科病院（上田市）	脳神経外科	鳥羽泰之先生
	脳神経外科	山本泰永先生
	脳神経外科	大日方千春先生
	放射線部	森　奈美氏
信州大学医学部（松本市）	脳神経外科	堀内哲吉先生
	脳神経外科	木内貴史先生
	脳神経外科	上條隆昭先生
	脳神経外科	縣　正大先生
	脳神経外科	窪田雄樹先生
	脳神経外科	丸山拓実先生
	脳神経外科	山崎大介先生
	脳神経外科	猪俣裕樹先生
	脳神経外科	渡邊　元先生
	脳神経外科	村瀬広夢先生
	放射線部	宮川　潤氏
	放射線部	田丸尚道氏
	医学部生	永井　優氏
一之瀬脳神経外科病院（松本市）	脳神経外科	一之瀬峻輔先生
	脳神経外科	小林辰也先生
	脳神経外科	一之瀬大輔先生
安曇野赤十字病院（安曇野市）	脳神経外科	宮武正樹先生
	脳神経外科	上條幸弘先生
諏訪赤十字病院（諏訪市）	脳神経外科	後藤哲哉先生
	脳神経外科	和田直道先生
飯田市立病院（飯田市）	脳神経外科	小林澄雄先生

WEB動画の視聴方法

本書の動画マークのついている項目は、WEBページにて動画を視聴できます。以下の手順でアクセスしてください。

■メディカID（旧メディカパスポート）未登録の場合

メディカ出版コンテンツサービスサイト「ログイン」ページにアクセスし、「初めての方」から会員登録（無料）を行った後、下記の手順にお進みください。

https://database.medica.co.jp/login/

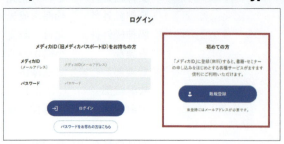

■メディカID（旧メディカパスポート）ご登録済の場合

①メディカ出版コンテンツサービスサイト「マイページ」にアクセスし、メディカIDでログイン後、下記のロック解除キーを入力し「送信」ボタンを押してください。

https://database.medica.co.jp/mypage/

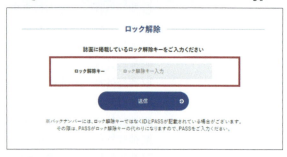

②送信すると、「ロックが解除されました」と表示が出ます。「動画」ボタンを押して、一覧表示へ移動してください。

③視聴したい動画のサムネイルを押して動画を再生してください。

ロック解除キー　nrt3KHN2art

＊WEBページのロック解除キーは本書発行日（最新のもの）より3年間有効です。有効期間終了後、本サービスは読者に通知なく休止もしくは終了する場合があります。

＊ロック解除キーおよびメディカID・パスワードの、第三者への譲渡、売買、承継、貸与、開示、漏洩にはご注意ください。

＊図書館での貸し出しの場合、閲覧に要するメディカID登録は、利用者個人が行ってください（貸し出し者による取得・配布は不可）。

＊PC（Windows / Macintosh）、スマートフォン・タブレット端末（iOS / Android）で閲覧いただけます。推奨環境の詳細につきましては、メディカ出版コンテンツサービスサイト「よくあるご質問」ページをご参照ください。

編者紹介

小山淳一（こやま　じゅんいち）

[現職]

医療法人健成会小林脳神経外科病院 脳卒中・脳血管内治療センター長

信州大学医学部 臨床教授

信州大学医学部附属病院 特任准教授

[学歴]

平成 5 年 3 月　　富山医科薬科大学医学部医学科卒業

平成 15 年　　　　信州大学大学院医学研究科修了（医学博士）

[職歴・研究歴]

平成 5 年 5 月　　信州大学医学部附属病院 医員

平成 11 年 4 月　　信州大学大学院

平成 16 年 4 月　　信州大学医学部脳神経外科 助手

平成 16 年 6 月　　米国ニューヨーク州立大学バッファロー校

平成 19 年 4 月　　相澤病院脳血管内治療センター 医長

平成 20 年 9 月　　伊那中央病院脳神経外科 主任医長

平成 27 年 4 月　　信州大学医学部附属病院 脳血管内治療センター長、准教授

平成 31 年 4 月　　信州大学医学部附属病院 脳血管内治療センター長、診療教授

令和 3 年 7 月　　小林脳神経外科病院脳血管内治療センター長

　　　　　　　　　信州大学医学部附属病院 特任准教授

[免許・資格]

日本脳神経外科学会認定専門医・指導医／日本脳神経血管内治療学会認定専門医・指導医／日本脳卒中学会認定専門医・指導医／日本脳卒中の外科学会認定技術指導医

[所属学会]

経橈骨動脈脳血管内治療研究会（TRN 研究会）代表世話人／日本脳神経外科学会／日本脳神経血管内治療学会／日本脳卒中学会／日本脳卒中の外科学会

花岡吉亀（はなおか　よしき）

［現職］
伊那中央病院脳神経外科 主任医長
信州大学医学部附属病院 特任准教授

［学歴］
平成 17 年 3 月　　三重大学医学部医学科卒業

［職歴・研究歴］
平成 17 年 4 月　　信州大学医学部附属病院 医員（研修医）
平成 19 年 4 月　　信州大学医学部附属病院 医員（脳神経外科）
平成 24 年 10 月　　伊那中央病院脳神経外科 医員
平成 26 年 4 月　　小林脳神経外科病院
平成 27 年 10 月　　信州大学医学部附属病院 助教（脳神経外科）
平成 30 年 9 月　　信州大学学術研究院（医学系）助教（脳神経外科学）
令和 2 年 8 月　　信州大学学術研究院（医学系）講師（脳神経外科学）
令和 3 年 7 月　　信州大学医学部附属病院 脳血管内治療センター 副センター長
令和 5 年 4 月　　カリフォルニア大学ロサンゼルス校、医学部 放射線科／脳神経外科 脳血管内治療部
令和 5 年 8 月　　信州大学学術研究院（医学系）脳神経外科学 准教授
令和 6 年 10 月　　伊那中央病院 脳神経外科 主任医長

［免許・資格］
日本脳神経外科学会認定専門医・指導医／日本脳神経血管内治療学会認定専門医・指導医／日本脳卒中学会認定専門医・指導医／日本脳卒中の外科学会技術認定医／日本頭痛学会認定専門医・指導医

［所属学会］
経橈骨動脈脳血管内治療研究会（TRN 研究会）世話人／日本脳神経外科学会／日本脳神経血管内治療学会／日本脳卒中学会／日本脳卒中の外科学会／日本頭痛学会

中村卓也（なかむら　たくや）

［現職］

信州大学医学部脳神経外科 助教

［学歴］

平成 23 年 3 月　秋田大学医学部医学科卒業

［職歴・研究歴］

平成 23 年 4 月　長野赤十字病院　研修医

平成 24 年 4 月　信州大学医学部附属病院 医員（研修医）

平成 25 年 4 月　信州大学医学部附属病院 医員（脳神経外科）

平成 28 年 4 月　小林脳神経外科病院

平成 30 年 4 月　長野市民病院 脳神経外科

令和 2 年 4 月　一之瀬脳神経外科病院

令和 3 年 4 月　南長野医療センター篠ノ井総合病院 脳神経外科

令和 4 年 10 月　信州大学医学部附属病院 助教（脳神経外科）

［免許・資格］

日本脳神経外科学会専門医・指導医／日本脳神経血管内治療学会専門医／日本脳卒中学会専門医／日本神経内視鏡学会技術認定医

［所属学会］

日本脳神経外科学会／日本脳神経血管内治療学会／日本脳卒中学会／日本脳卒中の外科学会／日本神経内視鏡学会／日本間脳下垂体学会／日本頭痛学会／日本血管内治療学会

略語集

◎解剖・治療関連の略語

3DCTA：three-dimensional computed tomography angiography

3DRA：three-dimensional rotational angiography

ACA：anterior cerebral artery

ACoA：anterior communicating artery

AICA：anterior inferior cerebellar artery

BA：basilar artery

BB-T1WI：black-blood T1-weighted imaging

cRA：conventional radial artery approach

dRA：distal radial artery approach

CAS：carotid artery stenting

CCA：common carotid artery

DAC：distal access catheter

DAT：descending aorta anchoring technique

ECA：external carotid artery

ICA：internal carotid artery

MCA：middle cerebral artery

PCA：posterior cerebral artery

PCoA：posterior communicating artery

PICA：posterior inferior cerebellar artery

SCA：superior cerebellar artery

SCAT：subclavian artery anchoring technique

TRA：経橈骨動脈アプローチ

TBA：経上腕動脈アプローチ

TFA：経大腿動脈アプローチ

TRN：経橈骨動脈脳血管内治療

TBN：経上腕動脈脳血管内治療

TFN：経大腿動脈脳血管内治療

VA：vertebral artery

◎使用機器（デバイス）の略語

機器の略語表記、製品名、有効長 / 全長、販売元を用途別に示す。製品名の® ™、販売元の（株）、日本、ジャパン等は省略した。

用　途	略語表記	製品名	有効長 / 全長 (cm)	販売元
シース	3Fr シース /11	メディキットスーパーシース	11/-	メディキット
	4Fr シース /7	メディキットスーパーシース	7/-	メディキット
	4Fr シース /11	メディキットスーパーシース	11/-	メディキット
	4Fr シース /17	メディキットスーパーシース	17/-	メディキット
	6Fr シース	メディキットスーパーシース	25/-	メディキット
	7Fr シース Prelude	シースイントロデューサ Prelude IDEAL	23/	メリットメディカル
診断カテーテル	信州 98	メディキット血管造影カテーテル MH（信州 98）	115/124	メディキット
	4Fr-SY-2	メディキット血管造影カテーテル MH	130/137	メディキット
	5Fr-SY-2	メディキット血管造影カテーテル MH	130/137	メディキット
	6Fr-SY-2	メディキット血管造影カテーテル MH	130/137	メディキット
	Rist Selective	Rist Radial Access Selective Catheter	130	メドトロニック
	ロングネックシモンズ 4/6Fr	ロングネックシモンズ A	137/144	メディキット
	ロングネックシモンズ 5/6Fr	ロングネックシモンズ A	125/132	メディキット
	6Fr SHINSHU8	メディキット血管造影カテーテル MH 信州エイト 6Fr	137/144	メディキット
ロング ガイディング シース	4Fr FUBUKI DK/80	ASAHI FUBUKI Dilator Kit 4Fr	80/87	朝日インテック
	4Fr FUBUKI DK/90	ASAHI FUBUKI Dilator Kit 4Fr	90/97	朝日インテック
	3Fr/ アクセル STA	3Fr Axcelguide Straight	93/100	メディキット
	3Fr/Stiff-J-6.5	3Fr Axcelguide Stiff-J-6.5	93/100	メディキット
	4Fr/Stiff-J-5.5	4Fr Axcelguide Stiff-J-5.5	93/100	メディキット
	4Fr/Stiff-J-6.5	4Fr Axcelguide Stiff-J-6.5	93/100	メディキット
	5Fr/Stiff-J-1-8.0	5Fr Axcelguide Stiff-J-1-8.5	98/105	メディキット
	7Fr/Rist/95	7Fr Rist Radial Access Guide Catheter	95	メドトロニック
	Stiff-J-4-5.5	6Fr AxcelguideStiff-J-4-5.5	88/95	メディキット
	Stiff-J-4-6.5	6Fr Axcelguide Stiff-J-4-6.5	88/95	メディキット
	Stiff-J-1-8.0	6Fr Axcelguide Stiff-J-1-8.0	83/90	メディキット
	6Fr/ アクセル STA/85	6Fr Axcelguide Straight	85/92	メディキット
ガイディング カテーテル / 中間カテーテル / ディスタル アクセス カテーテル	Carnelian HF	Carnelian HF-S	135/142	東海メディカルプロダクツ
	Guidepost/120	Guidepost	120/130	
	Guidepost/130	Guidepost	130/140	
	TACTICS/120	TACTICS	120/128	テクノクラートコーポレーション
	TACTICS/125	TACTICS	125/133	

用　途	略語表記	製品名	有効長 / 全長（cm）	販売元
ガイディング カテーテル / 中間カテーテル / ディスタル アクセス カテーテル	TACTICS/130	TACTICS	130/138	テクノクラートコーポレーション
	4Fr/Cerulean/123	Cerulean G	123/127	メディキット
	4Fr/ Cerulean/133	Cerulean G	133/137	メディキット
	4.2Fr/FUBUKI/120	ASAHI FUBUKI 4.2Fr	120/127	朝日インテック
	4.2Fr/FUBUKI/125	ASAHI FUBUKI 4.2Fr	125/132	朝日インテック
	4.2Fr/FUBUKI/130	ASAHI FUBUKI 4.2Fr	130/137	朝日インテック
	Phenom plus	Phenom plus		ストライカー
	5Fr/Navien/115	Navien ディスタルサポートカテーテル	115/123	メドトロニック
	5Fr/Navien/125	Navien ディスタルサポートカテーテル	125/133	メドトロニック
	5Fr/SOFIA/115	SOFIA SELECT	115/120.5	テルモ
	5Fr/SOFIA/125	SOFIA SELECT	125/130.5	テルモ
	DD6/113	Cerulean DD6	113/118	メディキット
	6Fr/Vecta71/115	AXS Vecta 71 ディスタルアクセスカテーテル	115/119	ストライカー
	6Fr/Vecta71/125	AXS Vecta 71 ディスタルアクセスカテーテル	125/129	ストライカー
	6Fr/Navien/115	Navien ディスタルサポートカテーテル	115/123	メドトロニック
	6Fr/Navien/125	Navien ディスタルサポートカテーテル	125/133	メドトロニック
	6Fr/SOFIA	SOFIASELECT	115/120.5	テルモ
	8Fr/Optimo	Optimo EPD	90/-	東海メディカルプロダクツ
マイクロ カテーテル	PIXIE	Carnelian PIXIE	150/157	東海メディカルプロダクツ
	HWDUO	Headway Duo	156/-	テルモ
	HW21	HeadwayPlus21	156/-	テルモ
	HW17	Headway17	156/-	テルモ
	SL-10	Excelsior SL-10 2M	150/-	ストライカー
	SL-10/45	Excelsior SL-10 Preshaped 45 2M	150/-	ストライカー
	SL-10/90	Excelsior SL-10 Preshaped 90 2M	150/-	ストライカー
	SL-10/J	Excelsior SL-10 Preshaped J 2M	150/-	ストライカー
	SL-10/S	Excelsior SL-10 Preshaped S 2M	150/-	ストライカー
	XT-17	Excelsior XT-17 Standard Straight 2M	150/-	ストライカー
	Phenom27	Phenom カテーテル	150/156.5	メドトロニック
	Phenom27	Phenom カテーテル	160/166.5	メドトロニック
	VIA21	VIA マイクロカテーテル	154/	テルモ
	VIA27	VIA マイクロカテーテル	154/	テルモ
	VIA33	VIA マイクロカテーテル	133/	テルモ
	GREACH	GREACH	157/165	東海メディカルプロダクツ
	Carnelian MARVEL	Carnelian MARVEL Non-Taper	160/167	東海メディカルプロダクツ

用　途	略語表記	製品名	有効長 / 全長（cm）	販売元
ガイドワイヤー	Medikit ワイヤー/150	メディキットワイヤー	150	メディキット
	STD ワイヤー/150	ラジフォーカスガイドワイヤーM 0.035"	150	テルモ
	STD ワイヤー/200	ラジフォーカスガイドワイヤーM 0.035"	200	テルモ
	STD ワイヤー/260	ラジフォーカスガイドワイヤーM 0.035"	260	テルモ
	STD ワイヤー/300	ラジフォーカスガイドワイヤーM 0.035"	300	テルモ
	ハーフ Stiff/180	ラジフォーカスガイドワイヤーM 0.035" ハーフスティッフタイプ	180	テルモ
	ハーフ Stiff/300	ラジフォーカスガイドワイヤーM 0.035" ハーフスティッフタイプ	300	テルモ
	Stiff ワイヤー/260	ラジフォーカスガイドワイヤーM 0.035" スティッフタイプ	260	テルモ
	Stiff ワイヤー/300	ラジフォーカスガイドワイヤーM 0.035" スティッフタイプ	300	テルモ
	SURF/150	親水性ガイドワイヤーSURF 0.035" リシェイプタイプ	150	パイオラックスメディカルデバイス
	SURF/180	親水性ガイドワイヤーSURF 0.035" リシェイプタイプ	180	パイオラックスメディカルデバイス
	AES ワイヤー/260	アンプラッツ型エクストラスティッフガイドワイヤー 0.035"	260	クックメディカル
	AES ワイヤー/300	アンプラッツ型エクストラスティッフガイドワイヤー 0.035"	300	クックメディカル
	Synchro/215	Synchro SELECT STANDARD	215/215	ストライカー
	CHIKAI-14/200	ASAHI CHIKAI	200/200	朝日インテック
	CHIKAI-14/315	ASAHI CHIKAI 315 EXC	315/315	朝日インテック
	TENROU	TENROU S1014	200	カネカメディックス
	Venture	Venture 14		ミズホ
	Optimal Wire	オプティマルワイヤー	220	東海メディカルプロダクツ
バルーン	SHOURYU	SHOURYU/HR	150/-	カネカメディックス
	Sterling	Sterling for Carotid Artery	135	ボストン・サイエンティフィック
一次ペーシング	ペーシングカテーテル	ゼオン一時ペーシングカテーテル A	100/-	ゼオンメディカル
頭蓋内動脈ステント	ATLAS	Neuroform Atlas	185	ストライカー
	E2	CERENOVUS Enterprise 2 VRD	220	J&J セレノバス事業部
フローダイバーター	パイプライン	Pipeline Shield フローダイバーターシステム	200	メドトロニック

用　途	略語表記	製品名	有効長 / 全長（cm）	販売元
頚動脈ステント	CASPER	CASPER Rx 頚動脈用ステント	143	テルモ
	PRECISE	頚動脈プリサイス（プリサイス PRO RX）	135	カネカメディックス
	WALL	Carotid Wallstent Monorail	135	ボストン・サイエンティフィック
遠位 プロテクション デバイス	FilterWire	FilterWire EZ		ボストン・サイエンティフィック
	Spider	Spider FX		メドトロニック
	Optimal Wire	オプティマルワイヤー	220	東海メディカルプロダクツ
塞栓用コイル	HydroFrame18	HydroFrame 18	195	テルモ
	HydroSoft 3D	HydroSoft 3D	195	テルモ
	Target XL 360 STD	Target XL 360 Standard Detachable Coils	185	ストライカー
	Target XL 360 SOFT	Target XL 360 Soft Detachable Coils	185	ストライカー
	Target 360 SOFT	Target 360 Soft Detachable Coils	185	ストライカー
	Target 360 ULTRA	Target 360 Ultra Detachable a Coils	185	ストライカー
	Target 360 NANO	Target 360 Nano Detachable Coils	185	ストライカー
	Target Tetra	Target Tetra Detachable Coils		
	Galaxy G3	Galaxy G3	190 ± 5	セレノバス
	i-ED	i-ED コイル	187	カネカメディックス
	IMPAX Complex Finishing	IMPAX Complex Finishing	183/191	ニプロ
	OPTIMA	OPTIMA コイルシステム		センチュリーメディカル
	WEB	Woven EndoBridge		テルモ
その他	TMPダイレーター	TMPダイレーター1	178/	東海メディカルプロダクツ
	オプティモチャンバー	オプティモチャンバー（輸血セット）		東海メディカルプロダクツ
	REMOVE	REMOVE 吸引カテーテル		東海メディカルプロダクツ
	Offset/150	AXS Offset デリバリー アシスト カテーテル	150/	ストライカー
止血デバイス	Prelude	PreludeSYNC DISTAL		メリットメディカル
	とめ太くん	ゼメックス止血システム とめ太くん		ゼオンメディカル
	TR バンド	TR バンド		テルモ

索　引

A－E

adjunctive テクニック　131, 191, 192, 195, 203, 204
AES ワイヤー　32, 33, 45, 46, 92, 100, 152, 156, 160, 164, 168, 172, 176, 188, 195, 200, 204, 208, 224
ATLAS　76, 132, 184, 192, 200
AV shunt　27
Axcelguide MSK　53, 54, 55
Axcelguide Stiff-J　10, 38, 40, 42, 43, 44, 45, 46, 53
balloon anchoring テクニック　50, 51, 223, 224
brachioradial artery　25
Carnelian HF　50, 80
CAS　10, 48, 108, 112, 116, 172,176, 180, 212, 216, 220, 224
CASPER　112, 116, 212
CCA　10, 108
Cerulean　72, 96, 136, 139, 152, 192, 195
CHIKAI-14　84, 96, 192, 196
DAC　12, 53, 67, 99, 152, 156, 160
DAT　10, 40, 43, 123
DD6　92, 96, 152
distal radial artery approach　16
dRA　16
　──穿刺　20, 22
E2　84, 136, 144

F－J

FilterWire　108, 112, 172, 216, 219
flow reversal（回路）　112, 116, 172, 176, 180
FUBUKI DK　72, 76, 80, 84, 136
GALAXY G3 MINI　196
GC　35
GS　32, 231
　──/GC　35, 38, 41, 46
Guidepost　84, 132
HW17　68, 76, 140, 160, 184, 192
HW21　84, 132, 136, 144
HWDUO　72, 76, 84, 92, 124, 128, 132, 136, 140, 144, 156, 160, 164, 184, 188, 196, 200, 204, 208

HydroFrame18 〜

HydroFrame18　136, 204
HydroSoft 3D　84, 144, 188, 204, 208
ICA　120
i-ED COIL　76, 84, 214, 132, 144, 192
IMPAX Complex Finishing　208
IVR ワーキングテーブル　60
Jailing テクニック　132, 183, 184

M－P

Medikit ワイヤー　68, 96, 120, 132, 156
Navien　88, 160
Offset　88, 156, 160, 168, 204, 208
OPTIMA　139
Optimal wire　50, 176, 212, 214
Optimo　48, 49, 50, 108, 112, 116, 172, 176, 180, 212, 216, 220, 224
PCoA　88
Phenom plus　148
Phenom27　88
Pipeline　88
PIXIE　224
PRECISE　112
Prelude　148, 184
PreludeSYNC DISTAL　56, 57
Pull-back テクニック　38, 39, 40, 41, 139
Push-in テクニック　36, 37, 40, 42, 87, 88, 91, 92, 99, 100, 107, 96, 111, 112, 127, 128, 151, 159, 215, 216

R－S

radial artery injury　27
radial artery spasm　27
Radial cocktail　29, 30, 31, 34, 53
REMOVE　212
Rist　148
　── Selective　148
SCAT　44
SHINSHU8　48, 112, 212, 219
　──を用いた「追い越し法」　13, 212, 219
Simmons 型インナーカテーテル　35, 36, 37, 38, 40, 41, 42, 44, 45, 50
Simmons 型ガイディングカテーテル　52, 53

SL-10　76, 92, 96, 120, 148, 152, 160, 168, 184, 192, 200, 204, 208
SOFIA　100, 104, 164
Spider　116
STD ワイヤー　88, 116, 128, 148, 192, 196, 216, 220
Sterling　108, 112, 116, 172, 176, 180, 212, 216, 220, 224
Stiff-J　68, 88, 92, 96, 200, 120, 124, 128, 132, 140, 144, 156, 160, 168, 184, 192, 196, 204, 208
Stiff ワイヤー　72, 88, 96, 100, 104, 108, 112, 116, 120, 128, 140, 144, 156, 180, 184, 192, 212, 220
　――交換法　92
SURF　32, 76, 92, 100, 116, 140, 152, 164, 172, 176, 180, 184, 220
SY-2　68, 88, 92, 100, 120, 128, 144, 156, 160, 184, 192, 196, 200, 204, 208
Synchro　68, 76, 80, 88, 100, 104, 116, 120, 124, 128, 136, 140, 144, 148, 156, 160, 164, 168, 184, 200, 204, 208

T－X

TACTICS　68, 72, 76, 120, 124, 128, 132, 136, 140, 144, 184, 188, 192, 196, 200
Target 360　136
　―― NANO　80, 84, 92, 96, 120, 124, 128, 140, 148, 152, 160, 168, 184, 188, 192, 200, 204, 208
　―― SOFT　76, 84, 128, 148, 160, 168, 192
　―― ULTRA　80, 84, 92, 96, 120, 140, 144, 148, 152, 156, 160, 168, 188, 196, 200
Target Tetra　72, 156
Target XL 360 SOFT　68, 72, 96, 124, 144, 184, 188, 204, 208
TENROU　84, 132, 192, 196
TMP ダイレーター　108, 112, 172, 176, 180, 212, 220, 224
TRA　10
Transcell テクニック　76, 84, 136, 144, 200
transradial approach　10
Triangle 理論　18, 19
TR バンド　56

Vecta71　156, 168, 204, 208
Venture　132
VIA21　100, 104
VIA33　164
WALL　108, 172, 180, 216, 220, 224
WEB　100, 103, 104, 164
Woven EndoBridge　99
XT-17　156

あ行

アクセル STA　104, 132, 152, 164, 196
引張試験　228
エコーガイド下穿刺　17
エコー画像　23
エコー所見　20, 21
遠位 ICA　164
遠位頚部内頚動脈　112
遠位橈骨動脈アプローチ　16
遠位部後大脳動脈瘤　78
追い越し法　13, 48, 49, 113, 212, 220
応力―ひずみ曲線　228

か行

ガイディングカテーテル　29, 35
ガイディングシース　32, 34, 231
　――の欠点　231
　――の構造　229
海綿静脈洞部内頚動脈瘤　86
下行大動脈　40, 44
カテーテル破裂　228
眼動脈　187
経橈骨動脈アプローチ　10
頚動脈狭窄症　106, 170, 218
頚部内頚動脈　75
　――狭窄症　110, 114, 174, 178, 210, 214, 222
血管攣縮　29, 53, 116

さ行

鎖骨下動脈　71
シースイントロデューサー　231
シースレスアプローチ　179

止血　56
持続動脈圧監視ライン　61
尺骨動脈　57
上行大動脈　40, 49, 88
上腕橈骨動脈　25
信州98　76, 88, 100, 104, 108, 112, 116,
　120, 156, 160, 164, 172, 176, 204, 208,
　220, 224
診断撮影　24
シンプルテクニック　67, 71, 79, 123, 127,
　128, 139, 147
スタンダードワイヤー　45, 49
スティッフワイヤー　32, 33, 45, 46
ステント併用コイル塞栓　132
前交通動脈瘤　94, 126, 146, 150, 158, 194, 198
穿刺　16, 18, 52
　──方向　20, 21, 23
前大脳動脈瘤　122
総頚動脈　10

た行

大動脈弓　40, 41, 42, 54
ダブルカテーテルテクニック　92, 95, 151, 152,
　155, 156, 159, 160, 167, 168, 187, 188,
　196, 204, 207, 208
中大脳動脈瘤　74, 90, 98, 162
鳥距動脈　79
椎骨動脈　10
　──損傷　228
　──損傷合併症　27
　──の血管攣縮　228
　──瘤　142
動脈硬化性疾患　30
とめ太くん　56, 184

な行

内頚動脈－眼動脈分岐部動脈瘤　186, 190
内頚動脈－後交通動脈前壁動脈瘤　70
内頚動脈－後交通動脈分岐部動脈瘤　154, 166,
　202, 206
内頚動脈前壁動脈瘤　66
内頚動脈瘤　118, 182
脳底動脈－上小脳動脈分岐部動脈瘤　102, 129,
　138
脳底動脈分岐部動脈瘤　82, 134
脳底動脈瘤　135
脳動脈瘤　10, 11

は行

ハーフStiff　148, 216
左CCA　48
左SCAT　46, 47
左TRA　42, 52
左鎖骨下動脈　55
左橈骨動脈　52
不整形前交通動脈瘤　95
不整形動脈瘤　156
ブリードセーフ　56
プレダイレーター　33

ま・ら・わ行

右TRA　35, 38, 40
もやもや病　139
ロングネックシモンズ　50, 51, 108, 116, 164,
　172, 176, 180, 216, 224
腕頭動脈　44, 49, 50, 92

経橈骨動脈脳血管内治療（TRN）超入門
－145本のWEB動画とイラストで学ぶ 難易度別テクニック＆エッセンス

2024年12月1日発行　第1版第1刷

編　著　小山 淳一／花岡 吉亀／中村 卓也

発行者　長谷川 翔

発行所　株式会社メディカ出版
　　　　〒532-8588
　　　　大阪市淀川区宮原3－4－30
　　　　ニッセイ新大阪ビル16F
　　　　https://www.medica.co.jp/

編集担当　岡哲也／松田志帆

装　幀　有限会社ティオ　大石花枝

組　版　株式会社明昌堂

印刷・製本　株式会社ウイル・コーポレーション

© Jun-ichi KOYAMA, 2024

本書の複製権・翻訳権・翻案権・上映権・譲渡権・公衆送信権（送信可能化権を含む）は、（株）メディカ出版が
保有します。

ISBN978-4-8404-8758-0　　　　　　　　　　　　　　Printed and bound in Japan

当社出版物に関する各種お問い合わせ先（受付時間：平日9：00～17：00）
●編集内容については、編集局 06-6398-5048
●ご注文・不良品（乱丁・落丁）については、お客様センター 0120-276-115